Allinti

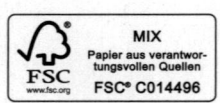

© 2016 Allinti Verlag GmbH, Allschwil
Umschlaggestaltung und Satz: Guter Punkt, München
Foto der Autorin: Lumira Weidner
Druck und Bindung: GGP Media GmbH, Pößneck
ISBN 978-3-905836-25-7

www.allinti.ch

LUMIRA

JUNG und SCHÖN
MIT LUMIRA

Tipps · Rezepte · Übungen

Allinti

INHALT

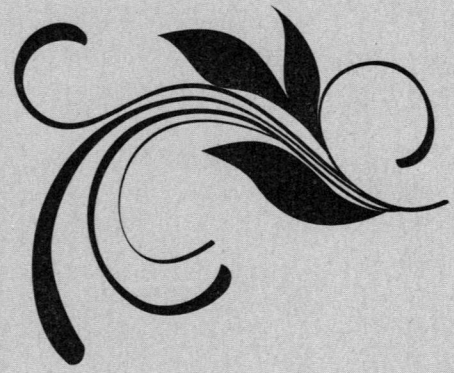

EINFÜHRUNG

Dieses Buch richtet sich an alle Menschen, Frauen wie Männer, die sich nicht damit abfinden möchten, körperlich zu altern und zu verwelken, an all jene, die sich auch im Alter jung fühlen und auch so aussehen möchten, und an alle, die sich grundsätzlich schön und jung erhalten oder sich schön, jung und vital wieder neu erschaffen möchten.

Es ist für alle gedacht, die gründlich und langfristig die Prinzipien der Verjüngung anwenden und in ihr Leben integrieren möchten und die spürbare und sichtbare Resultate erhalten möchten.

Ich muss jedoch schon am Anfang darauf hinweisen, dass es sich bei der Verjüngung nicht um eine Technik handelt, die man ab und zu einmal anwendet. Im Gegenteil: Verjüngung bedeutet einen Lebensstil, eine Lebensgewohnheit und Lebensphilosophie. Sie ist der natürliche Zustand für uns als Schöpfer. Demnach ist das hier beschriebene Programm für Schöpfer, für verantwortungsvolle Menschen gedacht, die um die Kraft ihrer geistigen Fokussierung wissen und die fühlen und verstehen, wie wichtig und natürlich es ist, im Einklang mit der Natur zu leben, sich bewusst zu ernähren und sein Leben selbst zu erschaffen.

Dieses Buch ist ebenfalls aufgrund der zahlreichen Fragen und Feedbacks zu Lumiras Schönheitsbuch entstanden. Viele Leserinnen haben mit Begeisterung die natürlichen Schönheitsrezepte ausprobiert und mir viele neue Fragen dazu gestellt.

Ich wünsche dir viel Freude und Erfolg damit.

Herzlichst

Lumira

JUNG SEIN HEISST, GÖTTLICH SCHÖPFERISCH ZU SEIN

Bevor wir richtig beginnen, möchte ich meine Leserinnen und Leser daran erinnern, dass wir göttliche, ewige Wesen sind und dass wir den Liebessamen Gottes in uns tragen: Das sind die hohen Schwingungen in uns, die Schwingung der Liebe, des Glücks und der Freude, das ist die Schwingung der Jugend, die unsere wahre Natur ist. Jung sein und bleiben ist unser natürlicher, schöpferischer, göttlicher Zustand, in dem wir uns ständig entwickeln und geistig wachsen können. Jung sein bedeutet, offen zu sein für all das Neue, was kommen mag. Jung sein heißt loslassen und weitergehen, ohne zurückzublicken, ohne sich an Altem festzuhalten. Jung sein bedeutet, kreativ zu sein und neue Dinge auszuprobieren. Jung sein heißt auch, mutig zu sein, denn nicht mit dem gewohnten Strom zu fließen, erfordert viel Mut. Jung sein bedeutet auch, wahrhaftig, also ich selbst zu sein, der eigenen inneren Wahrheit zu folgen und sie zu leben. Jung sein ist ein geistiges Leben, ein freudiges, bewusstes Leben, das ewig lebt und bleibt, so wie unsere göttliche Seele, die ewig, also zeitlos ist.

Auch der Körper kann zeitlos sein, da unsere göttliche Seele darin wohnt. Das Altern geschieht nur dann, wenn wir in die illusorische Matrix geraten und es selbst nicht merken, dass wir die göttlichen Schwingungen verlassen haben. Wenn wir die göttlichen Schwingungen verlassen haben, dann leben wir bereits gegen die Natur. Alt sein ist immer unnatürlich, krank, zeitgebunden, sterblich und illusorisch. Alt sein bedeutet noch nicht, weise zu sein. Graues Haar zu haben, bedeutet nicht automatisch, klüger zu sein. Eine Brille zu tragen, heißt auch nicht, intelligenter zu sein. Es gibt zwar das Sprichwort »Mit dem Alter kommt die Weisheit«, aber meist kommt nur das Alter allein.

Zu wissen, wie man sich selbst jung, schön und vital erhalten kann und es auch durchzuführen, ist wahrhaftig klug und weise. Sich selbst zu heilen und zu verjüngen, das ist kraftvoll und göttlich.

Das Leben hier auf dem Planeten Erde bedeutet, sich schöpferisch, kreativ zu entwickeln und in unserem täglichen Leben Gott und die Einheit wiederzufinden und Himmel und Erde in uns zu vereinen.

Derjenige vermag in sich Gott zu finden, der in sich immer jung bleiben kann, das bedeutet, in sich frei zu sein und seinem Weg zu folgen, ohne zu stagnieren und zu verwelken. Wenn der Körper verwelkt, ist der Geist bereits stagniert. Wollen wir den Körper wieder verjüngen, müssen wir als Erstes unseren Geist befreien.

Die scheinbaren Begrenzungen unseres Lebens sind die Illusionen, an denen man sich festhält. Die Seele ist unbegrenzt, unendlich. Genauso unbegrenzt kann unser Geist sein. Sind wir bereit, die Begrenzungen loszulassen, sind wir in der Lage, uns immer wieder aufs Neue zu erschaffen.

SCHÖNE GEDANKEN – SCHÖNER MENSCH

»Die Schönheit kommt von innen« – den Spruch kennt jeder. Aber in meiner Wahrnehmung ist es viel mehr als nur ein Spruch, denn damit ist die innere Schwingung, die innere Kraft und auch die Anziehungskraft gemeint, die aus den inneren Werten eines Menschen resultiert. Ein in sich ruhender, zufriedener und liebevoller Mensch ist wahrlich schön, denn er strahlt diese Werte nach außen aus, und man fühlt sich in seiner Gegenwart wohl.

Die innere Schönheit beginnt immer mit schönen Gedanken und Absichten, mit Gedanken der Liebe, Dankbarkeit, Wertschätzung und Freude. Das sind die lichtvollen Schwingungen, die nach außen strahlen und die uns selbst und auch unserer Umgebung guttun. Sie wirken heilend und daher auch verjüngend.

Ein glücklicher und zufriedener, auch ein verliebter Mensch ist immer schön und wirkt daher auch jung. Das ist das innere Licht, das dann aus der inneren Mitte nach außen strahlt und uns verzaubert. Die Körperhaltung und der Gesichtsausdruck passen sich immer unseren Gedanken, unseren Gefühlen und dadurch unserer inneren Schwingung an.

Schmerz- und Kummergedanken dagegen verursachen einen hässlichen Gesichtsausdruck und verändern die Körperhaltung, zwingen den Menschen zusammenzusinken, und das bezeichnen wir dann als Altwerden. Sorgenfalten entstehen durch sorgenvolle Gedanken und angsterfüllte Erwartungen. Eine gebeugte Haltung entsteht auch durch das Gefühl, im Leben eine schwere emotionale Last tragen zu müssen.

Keine Kosmetik kann ein trauriges, zorniges oder verbissenes Gesicht schön schminken, weil die niederen Emotionen wie Gift wirken. Sie vergiften nicht nur den Träger, sondern auch seine unmittelbare Umgebung. Jeder weiß, dass es nicht wirklich angenehm ist, mit solchen Menschen länger zusammen zu sein, weil man automatisch Gefahr läuft, diese unguten Emotionen zu übernehmen.

Ich habe beobachtet, dass nicht die Zeit einen Menschen alt, hässlich und starr macht, sondern das Festhalten an Schmerz, Kummer und alten, überholten Gewohnheiten. Viele Menschen halten an ihren alten Einsichten und Schuldzuweisungen krampfhaft fest und behüten sie wie einen Schatz. Sie sind nicht bereit, sie loszulassen, auch dann nicht, wenn sie ihr Leid immer mehr vergrößern. Es wäre aber wichtig, das zu erkennen und sich dann zu fragen, wem dieses Verhalten dient. Vielleicht einigen anderen, aber nicht einem selbst.

Uns sollte spätestens jetzt bewusst werden, dass es möglich ist, aus diesem schleichenden Prozess auszusteigen. Wir alle sind in der Lage, uns jeden Tag für ein neues Leben zu entscheiden, indem wir uns auf Neues fokussieren, indem wir ein klares »Ja« sagen und uns die Erlaubnis geben, uns von den alten Gewohnheiten zu lösen. Und wir erkennen, dass wir die Schöpfer unserer Schönheit, Jugend und Gesundheit sind. Wir entscheiden, wer und wie wir sein möchten, und bezeugen es mit unseren Taten.

ERSTER SCHRITT

Der erste Schritt im bewussten schöpferischen Verjün-
gungsprozess heißt: Sei mit den eigenen Emotionen
in Verbindung! Diese Gewohnheit sollten wir uns als
Erstes antrainieren. Denn oft merken wir gar nicht, dass
wir bei traurigen oder sorgenvollen Gedanken verwei-
len. Wir verziehen unser Gesicht und spüren nicht, dass
diese Grimasse wiederum unsere Gedanken und Emotionen bestimmt. Diese erschaffen dann unsere Grund-
stimmung bzw. Frequenz, die auf den Körper ungünstig
wirkt, sodass der Körper allmählich altert und kränkelt. Es
ist möglich, unsere Gedanken und Emotionen bewusst
zu spüren und die guten, aufbauenden zu nähren. Doch
erfordert es intensiven Kontakt mit uns selbst und mit
unserem Körper. Das bedeutet, sich wahrzunehmen,
den Körper zu spüren, sein Gesicht zu spüren, bei jeder Tätigkeit ganz gegenwärtig zu sein, ohne sich in
Gedanken an die Vergangenheit und in Sorgen zu verlieren.

Das sollte nicht mit großer Anstrengung verbunden
sein, sondern einfach zu einer natürlichen positiven
Gewohnheit werden. Es erfordert auch nicht Extrazeit,
viel Aufwand oder eiserne Disziplin, sondern nur die
Bereitschaft, diese Bewusstheit in den Alltag zu übernehmen und sie dort zu leben. Es braucht nur eine
einfache Entscheidung, sich selbst mehr zu lieben, sich
zu achten, sich mit positiven Dingen zu versorgen. Der
Alltag ist unser bestes Übungsfeld, in dem wir geistig
wachsen und uns spirituell entwickeln können. Und
unser Wunsch und unser Streben nach innerer Schönheit bieten uns ein wunderbares Übungsfeld, um uns als
schöpferisches, göttliches Wesen zu entwickeln.

Das Alter ist nur eine Illusion, an der man sich entschieden hat festzuhalten. In dieser Illusion hat sich aber ein kostbarer Schatz verborgen, es ist die Wirklichkeit, die, wenn wir sie erkennen, uns in die Schöpferkraft emporheben kann. Die Wirklichkeit ist immer die Fokussierung auf die Gegenwart und die bewusste Wahl der Emotionen und Gedanken, die letztendlich den Stoff webt, aus dem wir bestehen.

Achtsam, gelassen und im Hier und Jetzt zu sein, ist die beste Rezeptur für innere Schönheit, die als Erstes mit der inneren Entscheidung beginnt, sich zu lieben, sich zu behüten, sich zu entfalten. Die rechte innere Einstellung ist eine wahre heilende Kraft. Ohne diese innere Einstellung und ohne bewusste Entscheidung läuft man Gefahr, sich im Trubel des Alltags zu vergessen und zu verlieren, sich von gewohnten Emotionen und dem gewohnten Gedankenkreisen leiten zu lassen, die nicht unbedingt guttun und uns auch nicht schön machen.

Eine Mutter, die es sich zur Gewohnheit gemacht hat, sich gedanklich um ihre Kinder zu sorgen und das Schlimmste zu befürchten, erschafft nicht nur Sorgenfalten im Gesicht und eine gebeugte Körperhaltung, sondern erzeugt in sich einen permanenten Stress, der sich ungünstig auf die Körperzellen und daher auf ihre Vitalität auswirkt. Die Schwingung, die sie durch diese inneren Sorgen erschafft, manifestiert sich nicht nur in ihr, sondern auch in ihren Kindern. Denn dadurch sendet sie ihnen unbewusst niedere Schwingungen, die sich destruktiv auf sie auswirken. Außerdem lernen die Kinder einer solchen Mutter, diese Art von Verhalten als eigenes Muster zu übernehmen, und sie verringern dadurch ihr schöpferisches Potenzial.

Ein Mensch, der sich auf die seelischen Verletzungen und Missgeschicke in der Vergangenheit konzentriert und die Gedanken daran nicht loslassen kann, wirkt auch nach außen verbissen und bedrückt und hat womöglich nicht nur Stirnfalten, sondern auch um den Mund herum Falten. Das sieht nicht nur unschön aus, sondern hat auch Auswirkungen auf die Gesundheit des Körpers.

Man kann gut beobachten, wie beispielweise die Emotion des Zorns einen Menschen verändert: Gesichtsausdruck, rote Augen, Körperhaltung, Bewegung, Gang, die gesamte Ausstrahlung. Der Zorn übernimmt den ganzen Körper. Ist man ab und zu einmal zornig und kann den Zorn danach wieder loslassen, ist es nicht weiter schlimm. Doch wenn Zorn gedanklich über längere Zeit erhalten bleibt, dann hat er eine tief greifende Wirkung nicht nur auf das Aussehen, sondern auch auf den gesamten Energiefluss und die Gesundheit.

Die folgenden einfachen Übungen können uns helfen, diesen Dingen auf die Spur zu kommen und unsere Emotionen und Gedanken so zu verändern, dass sie einen positiven Effekt auf uns haben und wir uns dadurch nicht nur verjüngen, sondern auch glücklicher sind.

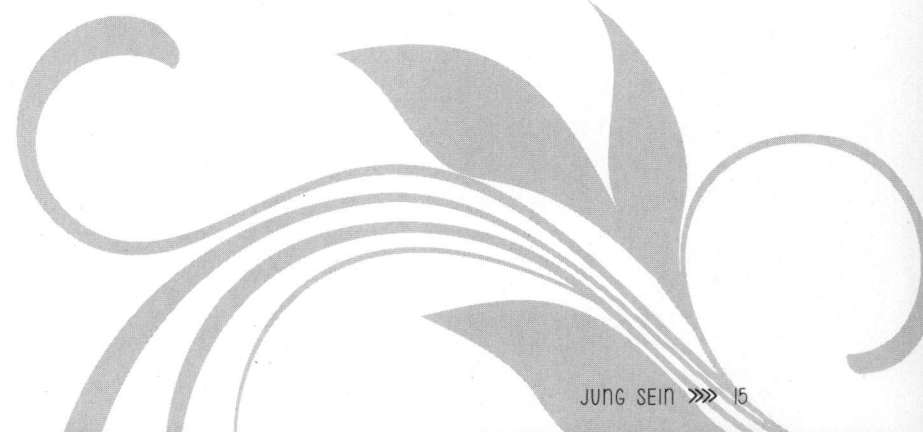

⫸ UNBEWUSSTE GRIMASSEN

Wir machen oft unbewusst Grimassen, runzeln die Stirn bei Gesprächen oder auch beim Gemüseschneiden oder beim Zähneputzen. Wir verspannen das Gesicht in der Sonne und bilden dadurch nach und nach tiefe Falten im Gesicht. Und diese Verspannungen tragen wir dann den ganzen Tag. Deswegen sollten wir lernen, unser Gesicht bewusst zu entspannen und unsere Mitmenschen zu bitten, uns darauf aufmerksam zu machen, wenn wir wieder unbewusst runzeln.

Der Gesichtsausdruck erschafft die entsprechenden Gefühle und Gedanken. Ein lachendes, freundliches Gesicht erzeugt hohe Frequenzen in dir und in deiner Umgebung. Es wirkt jung und auch wohltuend für die anderen. Und ein verbissenes Gesicht erzeugt schmerzhafte Gedanken und Gefühle und wirkt auch auf die Umgebung belastend. Es ist wirklich angenehmer, sich in der Gesellschaft von glücklichen Menschen aufzuhalten, denn man wird durch ihre positivere Haltung angesteckt und fühlt sich ebenfalls gut. Und man spürt auch, wie sehr man auf die Dauer von negativen, sich beklagenden Menschen ungünstig beeinflusst wird.

Der Gesichtsausdruck sowie die dazugehörigen Gefühle und Gedanken sind alte Gewohnheiten. Jahr für Jahr hat man sie sich antrainiert, und so kann es dann auch eine Zeit lang dauern, diese ungünstigen Gewohnheiten, die alt und krank machen, loszuwerden.

Die folgenden praktischen Tipps kannst du gleich heute ausprobieren und dich selbst von ihrer wunderbaren Wirkung überzeugen.

PRAKTISCHE UMSETZUNGEN IM ALLTAG

1. Öfter in den Spiegel blicken und sich angewöhnen, sich im Spiegel zuzulächeln. Bei den gewohnten Tätigkeiten im Kontakt zum Gesicht und zur Körperhaltung bleiben.

2. Es hilft auch sehr, immer wieder einen schmalen Streifen Klebeband auf die Stirn, von der Nasenwurzel bis zum Haaransatz, zu kleben, um zu spüren, wie oft man die Stirn unnötig runzelt.

Ich verteile öfter bei meinen Seminaren Klebestreifen, vor allem an die Teilnehmer, die chronische Sorgenfalten zwischen den Augenbrauen haben. Das amüsiert alle und wird immer sehr positiv aufgenommen, besonders von Frauen. Sie sind meist sogar bereit, mit dem transparenten Streifen auf der Stirn nach Hause zu fahren, und erzählen mir später oft lustige Geschichten, was ihnen dabei so passiert ist.

3. Sehr hilfreich ist auch das Aquaband, ein kleines Gerät, das man wie ein Armband trägt. Es vibriert jede halbe Stunde und erinnert dich daran, deinen Gesichtsausdruck und deine Körperhaltung zu überprüfen. Man kann es im Internet oder in spirituellen Buchläden kaufen.

TIPP

4. Sich im Alltag immer wieder ein paar Augenblicke gönnen, um bewusst zu atmen, sich zu strecken, zu bewegen und zu entspannen. Und vergiss nicht, auch das Gesicht zu bewegen, den Mund zu öffnen und zu schließen, zu gähnen, die Zunge herauszustrecken, die Augen aufzureißen und ein paarmal zu blinzeln und dann bewusst zu entspannen.

5. Das Gesicht gelegentlich am Tag ausstreichen, die Kopfhaut ein paarmal mit den Fingern massieren und durch leichte Klopfbewegungen mit den Fingerspitzen beleben.

6. Vor dem Einschlafen den Tag vor dem inneren Auge Revue passieren lassen und in einer Meditation bewusst jede Emotion loslassen, sich dabei vorstellen, wie man die Emotionen durch die Fußsohlen in die Erde leitet.

7. Auch regelmäßiges Meditieren ist sehr empfehlenswert. Meditation ist ein Mittel, wieder in die eigene göttliche Kraft zu kommen. Man entspannt sich dabei und lauscht nach innen. Das hilft einerseits, dem alltäglichen Stress zu entkommen, und andererseits, alle Emotionen und Falten im Gesicht loszulassen.

GEISTIGE ÜBUNG ZUM LOSLASSEN UND ZUR GESICHTSGLÄTTUNG

Sorge dafür, dass du einige Minuten ungestört bist. Vielleicht möchtest du dir eine schöne Musik dazu anhören (ohne gesprochenen Text!). Setze dich bequem hin. Spüre deinen Körper, sei gegenwärtig in dir.

Lasse deine Aufmerksamkeit zu deinen Füßen fließen, stelle dir vor, wie sich in deinen Füßen jetzt die Chakren und Meridiane öffnen und die Energie durch dich hindurchfließen kann. Die alte, verbrauchte Energie kann jetzt in die Erde abfließen, und die neue, frische Energie kann sich in dir ausbreiten und dich mit frischer Kraft und Erneuerung erfüllen.

Spüre deinen Kopf, dein Gesicht, deinen Hals und die Schultern und erlaube dir, dich nun zu entspannen und alle deine gestauten Emotionen und Falten im Gesicht abfließen zu lassen.

Lasse bewusst alles los, was gerade in dir vorgeht, es ist jetzt nichts wichtig. Halte nichts fest. Entspanne bewusst die Kopfhaut, die Stirn, die Nase, die Wangen und die Ohren. Lockere deine Kiefer und die Lippen, entspanne deinen Hals und lasse die Schultern los. Und sieh, wie die Anspannungen aus deinem gesamten Körper nach unten durch die Füße in die Erde abfließen.

Spüre dabei, wie ein goldener Strahl aus dem Universum auf dich herableuchtet und deinen Körper mit den hohen Schwingungen der Urliebe durchflutet. Nimm wahr, wie diese goldene Frequenz dein Gesicht verjüngt,

MEDITATION

entspannt, alle Falten glättet und ein junges, entspann-
tes und freudiges Gesicht hinterlässt.

Spüre es, und dann komme entspannt und erneuert
wieder zurück.

Schau in den Spiegel, lächle dir zu.

Sieh, wie schön du bist! Du strahlst übers ganze Gesicht,
von innen her!

Willkommen in deiner wahren Kraft!

SCHÖN SEIN IST NATÜRLICH

Schön, jung und vital zu sein – und das ein ganzes Leben lang, das ist unser natürlicher Zustand! Das ist unser göttliches Geburtsrecht. Wir sind Schöpfer! Durch die Fokussierung unserer geistigen Kraft, durch einen bewussten und artgerechten Lebensstil als Mensch und eine natürliche Ernährung können wir unseren Körper ein ganzes Leben lang vital und jung erhalten und dann am Ende auch bewusst und in Freude diese Welt feierlich verlassen.

Es ist nicht natürlich, krank zu sein, weil wir in der Lage sind, unseren Körper lebenslang gesund zu erhalten. Die Natur hat uns mit allem, was dafür notwendig ist, ausgestattet. Wir besitzen in uns Selbstheilungsmechanismen und sind sogar in der Lage, unsere Körperzellen zu erneuern und uns zu verjüngen.

Es ist ebenfalls nicht natürlich, im Alter schlechte Augen und Zähne zu bekommen. Das passiert nur dann, wenn wir unnatürlich leben, uns unnatürlich verhalten und uns unnatürlich ernähren.

Ein verwirrter Geist oder gar Demenz im Alter sind ebenfalls unnatürlich. Ein Geist, der sich ständig weiterentwickelt, stagniert nicht, sondern ist klar und ausdrucksvoll. Auf der energetischen Ebene liegt hinter Verwirrung und Demenz oft die Ursache, dass der betreffende Mensch sein Leben lang die Gewohnheit hatte, an seinen seelischen Verletzungen festzuhalten. Dies führt mit der Zeit dazu, dass man anfängt, Dinge auszublenden und zu vergessen. Eine weitere Ursache liegt in einer starken Verschlackung des Körpers, besonders des Darms und des Gehirns, die durch falsche Ernährungsgewohnheiten, Medikamente und Chemie in den Pflege- und Putzmitteln entsteht.

Jede Krankheit ist immer als Hinweis zur Umkehr gedacht, die dem Menschen eine Chance bietet, sich zu besinnen, sich neu auszurichten und sich zu verändern. Das bedeutet auch, sein Leben in Einklang mit seinem inneren göttlichen Wesen zu bringen.

Ständiges Kränkeln und chronische Leiden zeigen uns, dass wir von unserem göttlichen, schöpferischen Weg abgekommen sind und uns Verhaltens- und Bewusstseinsmuster auferlegt haben, die für solch ein machtvolles Wesen, wie der Mensch es ist, unnatürlich sind.

Ein gesunder Körper und ein schöpferischer Geist müssen nicht verfallen. Der Alterungsprozess ist kein natürlicher Zustand, es ist eine Krankheit, die behandelt werden kann und sollte. Ein Mensch muss nicht durch eine Krankheit sterben, es ist sogar falsch, es tun zu müssen. Das natürliche Sterben ist ein freudiger, bewusster Prozess, den man bis zur letzten Sekunde auskosten sollte, denn es ist die Kulmination eines erfolgreichen Lebens. Ein Fest der Liebe und Wiedervereinigung mit der Urquelle.

Aber in unserem Leben oder in unserer Umgebung sieht es oft ganz anders aus, denn als Kinder haben wir zusehen müssen, wie die Erwachsenen so leben, wie sie sich innerlich und äußerlich verhalten, und haben das später beim Erwachsenwerden mehr oder weniger als Muster für unser eigenes Leben übernommen. Als Kinder haben wir uns noch natürlich verhalten, intuitiv gelebt und den Moment genossen und wurden dann nach und nach künstlich umerzogen.

Dadurch haben wir auch den Zugang zu unserer schöpferischen Kraft verloren und unser Leben denaturiert. Alles, was nicht natürlich ist, hat keine lange Existenz, es wird durch die Natur nicht unterstützt, weil es gegen die Natur ist. Verbindet man sich mit der Natur und den eigenen natürlichen, geistigen Fähigkeiten, ist man in der Lage, seinen Körper ganzheitlich zu regenerieren und wieder jung zu sein und auch jung und schön auszusehen.

⟫⟫ DEINE ZIELE

Warum möchtest du dich verjüngen? Was ist dein langfristiges Ziel? Was bewegt dich, dieses in die Tat umzusetzen? Wie fühlst du dich dabei, wenn du dir vorstellst, wieder jung und schön zu sein? Wie reagieren dein Körper und dein Gemüt auf diese Gedanken?

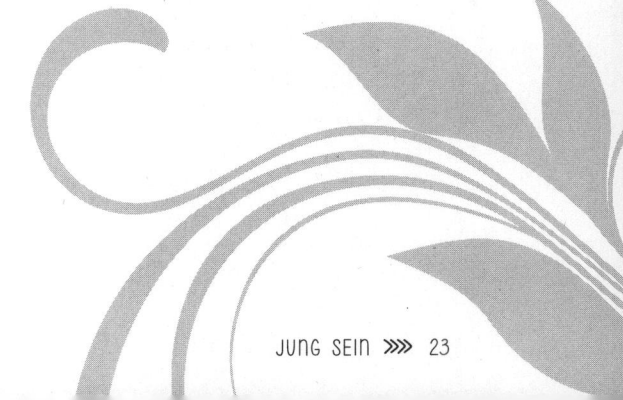

MEDITATION

KLÄRE DEINE ZIELE

Schließe für einige Momente deine Augen und lausche in dich hinein. Spüre, welche Antworten dir in den Sinn kommen.

Und womöglich möchtest du diese Gedanken festhalten – dann schreibe sie auf. Nimm dafür am besten ein Heft, das dir ab jetzt als Begleiter dient, der dich zurück zu deiner wahren schöpferischen Kraft bringt. Durch das Schreiben treten wir in einen Dialog mit unserem Körper, unserem Geist und unserer Seele. Dabei kannst du die Bitte an deine Seele senden, sie möge dir eine Weisheit offenbaren.

Beginne zu schreiben, ohne die Erwartung, dass die Texte irgendwie hochschwingend und besonders spirituell werden. Schreibe einfach all das auf, was dir jetzt in den Sinn kommt, was jetzt in dir als Antwort entsteht. Und wenn du es nach ein paar Tagen liest, wirst du dich selbst wundern, was für weise Inhalte da mit deiner eigenen Schrift niedergeschrieben sind.

Nachdem du dich auf die Verjüngung eingelassen hast, erkennst du, dass in dir eine neue Kraft geboren wird und du beginnst, einen neuen Weg zu gehen; du beginnst damit, eine neue Wirklichkeit zu erschaffen, und du beginnst, aus deiner inneren Weisheit, aus deinem natürlichen Zustand als Schöpfer dich aufs Neue zu erschaffen.

Je entschiedener und zielstrebiger du den Weg eines Schöpfers zu gehen beginnst, desto mehr wirst du feststellen, dass vieles aus deinem vorherigen Leben nicht mehr in dein jetziges Leben hineinpasst.

Nicht nur durch unser Tun und Lassen erschaffen wir unsere Leben, sondern auch durch unsere Worte und Gedanken. Immer wenn wir uns auf etwas fokussieren, darüber reden und denken, geben wir diesem Energie und manifestieren dadurch mehr davon in unserem Leben. Daher ist es auch wichtig, uns selbst zu fragen, auf was konzentriere ich mich mehr: auf Dinge, die ich haben möchte, oder Dinge, die ich lieber zu vermeiden suche?

Das sind zum Beispiel Gespräche über das Alter und über Krankheiten. Das sind Gespräche, die deine jetzige Absicht nicht unterstützen. Verwickelt man sich aber in solche Gespräche, löscht man dadurch die neuen Absichten und Programmierungen.

Wir erschaffen all das, was wir laut aussprechen, all das, womit wir uns intensiv beschäftigen. Jedes ausgesprochene Wort hinterlässt eine Schwingung. Die Schwingung ist eine Welle, die in die Welt und dann wieder verstärkt zu dir zurückfließt.

Wenn du dich langfristig verjüngen möchtest, erschaffe dir günstige Bedingungen. Das bedeutet, sorge für neue Gesprächsthemen, über Schönheit, Jugendlichkeit, neue Pläne, gesundes Leben. Umgib dich mit Gleichgesinnten, die deine Absichten teilen. Suche Gruppen im Internet und in deiner Umgebung, die sich auch mit diesem Thema beschäftigen, oder gründe deine eigene. Das bedeutet: Wir geben unserer erschaffenden Kraft nicht nur gedanklich und gefühlsmäßig, sondern viel stärker durch unsere Worte die Richtung an. Durch dieses Wissen lassen wir uns nicht mehr so leicht in Gespräche verwickeln, die das Gegenteil bezeugen von dem, was wir haben möchten.

Ich empfehle dir unbedingt, auch gedanklich zu überprüfen, in welchen Situationen und in Gegenwart welcher Menschen du Gefahr läufst, in die alten Muster zurückzufallen.

Falls es in deinem Leben Menschen gibt, die sich vielleicht ständig bei dir ausweinen und beklagen – über ihr misslungenes Leben, über ihre Wehwehchen, über ihre Falten und das Alter usw. –, dann musst du dir darüber klarwerden, dass du, sobald du beginnst, ihr Spiel mitzuspielen, deine schöpferische Kraft auf die Dinge lenkst, die du nicht haben möchtest, aber durch deine Aufmerksamkeit doch mit erschaffst. Gerade jetzt am Anfang, wo du erst beginnst, deine innere Welt der Gedanken und Gefühle auf positive Dinge zu programmieren, können solche Gespräche und Menschen dich ganz schnell wieder in dein altes Muster zurückbefördern.

Beschäftige dich lieber schon vorher damit, um später nicht blindlings in die Falle zu laufen. Überlege dir ein paar Szenarien, wie du solche Gespräche vermeiden oder sie in eine andere Richtung lenken kannst. Oder geh zu solchen Personen, die zu einer negativen Lebenseinstellung neigen und den Drang haben, die anderen damit zu belasten, auf Abstand. Sie können zu leicht mit ihren starren Programmen und Absichten deinen Anfang stören, dich verunsichern und dich von deinem Vorhaben abbringen. Wenn wir aber darauf vorbereitet sind, können wir unsere Energie besser bewahren. Es gibt immer Kräfte, die womöglich versuchen werden, dich für die Welt der unbewussten, abgespaltenen, krankhaften Illusion zurückzuerobern. Diese Kräfte sind nichts anderes als die alten Ansichten und Muster, die wir in unserer Vergangenheit aufrechterhalten haben. Sie werden jedoch nachlassen, je stärker und je beharrlicher wir uns unseren neuen Mustern und neuen Absichten widmen. Damit ziehen wir neue Menschen an, die ebenso fühlen und denken. Mit ihnen tauschen wir uns dann gerne aus, und das Zusammensein mit ihnen ist erfreulich und wirkt sich sehr unterstützend auf unsere Ziele aus.

Zu unserer neuen Lebensgestaltung gehört auch, in Zukunft Filme und Bücher zu vermeiden, in denen erzählt wird, wie Menschen altern und im Alter krank und elend sind, an schweren Krankheiten leiden und armselig sterben. Stattdessen werden wir uns ab jetzt mit Geschichten beschäftigen, die uns inspirieren, uns herausfordern und uns mit Liebe erfüllen. Heute, in der Zeit des Internets, ist es leicht, sich ein Medienangebot auszusuchen, das unserem Schöpferpotenzial entspricht, das darüber berichtet, wie machtvoll unsere Gedanken sind und wie wir sie bewusst nutzen können. Sieh dir auch im Internet meine Videos an, sie zeigen Meditationen und einfache Tipps fürs Leben. Das hilft dir, bei deinen Zielen zu bleiben.

>>> MEINE VERJÜNGUNG: FÜR MICH ALLEIN UND IN DER PARTNERSCHAFT

Denke immer daran, dass du die Verjüngung nur für dich selbst durchführst. Es ist deine persönliche Verabredung mit deinem Körper und deinem Geist. Also ist es höchstwahrscheinlich vorteilhafter und entspannter für dich, mit deiner Umwelt nicht über dein Vorhaben zu sprechen. Oder zumindest so lange nicht, bis du dein Vorhaben noch nicht manifestiert und gefestigt hast. Sonst verschwendest du zu viel von deiner eigenen Energie und wirst häufig nur auf Ablehnung und Druck stoßen.

Dagegen ist es sicherlich wunderbar, sich gemeinsam mit dem Partner zu verjüngen und zu verschönern. Das verbindet und erschafft mehr Energie und Schaffenskraft, die auch schnellere Erfolge zeitigt. Es ist einfach schön, sich in der Partnerschaft zusammen weiterzuentwickeln. Versuche, deinen Partner dafür zu begeistern, du wirst schnell sehen, dass es sich auch heilend auf eure Beziehung auswirkt. Man kann gemeinsam neue Wege gehen und sich dabei gegenseitig unterstützen. Man kann zusammen üben, positive Gespräche zu führen, einen entspannten Gesichtsausdruck und eine aufrechte, entspannte Körperhaltung zu bewahren, sich gegenseitig aufmerksam zu machen, wenn man in alte Muster zurückfällt. Es macht Spaß, gemeinsam zu wachsen, denn dafür ist die Partnerschaft gedacht: sich durch die gemeinsame Liebe weiterzuentwickeln.

Sollte es jedoch nicht gleich klappen, weil dein Partner vielleicht noch nicht bereit dazu ist, dann gib gedanklich deine Energie in die gewünschte Richtung. Stelle dir immer wieder vor, wie du zusammen mit deinem Partner Spaß hast. Sieh ihn mit deinem inneren Auge im Licht. Statt dich über deinen Partner zu beklagen und an ihm herumzunörgeln, suche in ihm positive Dinge. Schreibe mindestens fünf positive Eigenschaften, die dein Partner besitzt, in dein Heft und richte immer, wenn du mit ihm kommunizierst, deine innere Aufmerksamkeit darauf. Gib ihm auch öfter positive Feedbacks, sage ihm, was du an ihm schätzt, und du wirst sehen, dass all die guten Dinge in ihm zu wachsen beginnen. Dir selbst wird es auch besser gehen, denn du wirst lernen, deinen Partner mit neuen Augen zu betrachten. Die Liebe kann dadurch neu erwachen und euch auf einer höheren Ebene vereinen. Und womöglich ist er auch sehr bald bereit, mit dir zusammen euer schöpferisches Potenzial zu erforschen.

Pflanze gleich jetzt den Wundersamen für deine Schönheit und Jugend ein und beginne damit deinen bewussten Weg als Schöpfer.

DER SAME DER SCHÖNHEIT
UND DER JUGEND

Setz dich mit gerader Wirbelsäule hin. Spüre deinen Körper, sei bewusst in dir. Spüre deine Verbundenheit mit dem Universum und mit Allem-Was-Ist.

Stell dir vor, in deiner Hand erscheint ein kleines Samenkorn, das leuchtet und vibriert. Es ist das Samenkorn einer wundersamen Blume, der Blume der ewigen Schönheit und Jugend. Die Blume symbolisiert das spirituelle Erwachen, göttliche Kraft, universelle Liebe und höchste Schwingung.

Sieh mit deinem inneren Auge, wie du dieses Korn in dein Solarplexus-Chakra einpflanzt, es mit Dankbarkeit, Wertschätzung und bedingungsloser Liebe gießt und nährst.

Und dann spüre, wie die wundersame Blume in dir zu wachsen beginnt. Je stärker deine Liebe, desto größer und kräftiger wird die Blume. Tag für Tag nährst du die Blume durch die Liebe in dir, und irgendwann, wenn deine Blume groß und stark ist, werden ihre Blätter deine ganze Aura umschließen und dich durch die höchsten Schwingungen schützen. In diesem heiligen und geschützten Raum kannst du dich nun entfalten und deine Wahrheit leben: für immer schön, jung und vital zu sein. Spüre es. Sei in Liebe.

Diese Meditation ist jetzt deine Dauermeditation. Jedes Mal, wenn du dich nicht gut fühlst, wenn du keine schönen Gedanken hast, wendest du dich der Wunderblume in dir zu. Die Blume wächst und gedeiht, je mehr du sie mit Liebe nährst.

IN SICH UND IM HIER UND JETZT SEIN

Das wahre Leben findet hier und jetzt statt. Die Vergangenheit und die Zukunft sind eine Illusion, an der wir selbst entscheiden, uns festzuhalten. Du hast jeden Moment die Wahl, dich an etwas zu halten oder es loszulassen und weiterzugehen. Loslassen kommt vom Wort lassen. Wenn wir uns entscheiden, unsere Vergangenheit, alle unsere Erlebnisse, alle unsere Entscheidungen, die wir je getroffen haben, und anschließend daran die zukünftigen Erwartungen so zu lassen, wie sie sind, und sie einfach annehmen, wie sie sind, sind wir frei von Illusionen und können unser wahres Leben im Hier und Jetzt erfahren. Das heißt, den Augenblick, in dem wir uns gerade befinden, genießen und mit Freude, mit Hingabe und in Liebe auskosten. Nur im Hier und Jetzt sind wir in der Lage, unseren Körper für immer jugendlich zu erhalten. Gegenwärtigkeit ist eine höhere Meisterschwingung, die in innerer und auch äußerer Schönheit erstrahlt.

DIE HEILIGEN SOCKEN

Meine Lieblingsübung ist es, die Socken zu spüren. Wenn du meine anderen Bücher gelesen oder Videos von mir im Internet angeschaut hast, findest du überall die Socken-Übung. Ich spüre meine Socken, und damit verankere ich mich in mir im Hier und im Jetzt. Auch dann, wenn ich irgendeine Tätigkeit ausübe oder in einem Gespräch bin, bemühe ich mich, mit einem Teil meiner Aufmerksamkeit bei den Socken zu bleiben. Das erdet mich, und ich bin wach und präsent. Ich spüre mich im Hier und Jetzt und spüre meine Lebendigkeit. Ich registriere dabei, wie die Energien um mich die Gefühle und Gedanken in mir erschaffen, aber, wenn ich die Socken spüre, kann ich mich nun gleich bewusst entscheiden, es zu leben oder es zu unterbrechen. Daher nenne ich diese Übung »Die heiligen Socken«, da sie meinen heiligen Raum bewacht beziehungsweise es mir ermöglicht, selbst meinen heiligen Raum im Hier und Jetzt zu bewahren. Vielleicht klingt das nicht gerade hochesoterisch, und es ist auch meine Absicht, dass es so bleibt – normal und ziemlich lustig, um uns auf dem Boden zu behalten, denn ohne Boden können wir weder fest stehen noch kräftig wachsen.

Bei Seminaren kommt diese Übung immer besonders gut an. Die Leute schmunzeln und freuen sich, dass ihnen die Übung gleich gelingt. Und so sollte es auch sein. Das, was wir mit Leichtigkeit und Freude ausführen, übernehmen wir auch gern.

So spüre doch deine Socken, bevor du weiterliest, und nimm dadurch deine Gegenwart in dir wahr.

DIE JUGENDLICHKEIT IN SICH BEWAHREN — DAS BEWUSSTSEIN DES KINDES

Es ist eine wahre Schöpferkunst, das Bewusstsein des Kindes in sich aufrechtzuerhalten. Dadurch ermöglichen wir unserem Körper, sich immerwährend zu erneuern. Sind wir innerlich wie Kinder, sind wir frei, ganz und zeitlos. In den Augen eines Kindes erscheint das Leben faszinierend und voller Wunder. Kannst du dich noch daran erinnern, wie sehr du dir als Kind gewünscht hast, endlich erwachsen zu sein, um bestimmte Dinge tun und dir deine Wünsche erfüllen zu können? Vielleicht waren es solche Wünsche, wie den ganzen Tag baden oder zehn Portionen Eis auf einmal essen, schöne Kleider tragen, reisen oder sich einen Hund anschaffen. Und wenn wir endlich erwachsen sind, besitzen wir alle Rechte, unser Leben so zu erschaffen, wie es das Kind in uns einmal wollte. Hauptsache, wir vergessen das göttliche Kind in uns nicht und bleiben ihm treu, sonst versinkt es in einen tiefen Schlaf, und es wird nicht einfach sein, es wieder zu erwecken und mit seiner schöpferischen Kraft aus dem Vollen zu schöpfen.

Vor dem Einschlafen gelingt die Annäherung an unser göttliches Kind besonders gut, weil wir selbst viel dann unbefangener sind. Unser Bewusstsein ist sehr offen für die Programmierungen in der Zeit kurz vor dem Einschlafen. Deshalb können wir diesen Bewusstseinszustand auch dazu benutzen, uns im Schlaf zu verjüngen und zu verschönern. Bevor du einschläfst, führe die folgende Übung durch. Es müssen nicht genau meine Worte sein, die Absicht spielt hier die größere Rolle. Du darfst selbst kreativ werden und deine Worte und deine persönlichen Formulierungen nutzen und sie am besten in deiner Muttersprache, falls Deutsch nicht deine Muttersprache ist, oder in deinem Dialekt sprechen. Die Muttersprache erreicht das Kind am besten.

VOR DEM EINSCHLAFEN

Stell dir dein göttliches Kind vor, das in dir lebt und das du selbst bist. Wende dich deinem Bewusstsein zu und sage dir: »Ich erkenne jetzt, dass ich ein göttliches, ewiges Wesen bin, immer jung, immer schön. Mein Körper ist jetzt vollkommen und ganz und erschafft sich heute Nacht aufs Neue: schön, jung und vital.« Wiederhole diese Absicht während des Einschlafens, und dein Unterbewusstsein wird sich in der Nacht tiefer und tiefer darauf einschwingen.

Öffne dich für die Kraft deines Geistes, erlaube dem Wunder, in dein Leben einzutreten und nimm die Verwandlung deines Körpers an. Über Nacht wird dein Körper neue, junge, gesunde Körperzellen erschaffen und sich auf ewige Jugend und vollkommene Gesundheit einstimmen. Das schenkt dir eine neue Welt, die du am Morgen in deiner vollen Kraft und Präsenz begrüßen kannst. Sprich nun mehrere Male: »Mein Körper erschafft fortwährend neue, schöne und leuchtende Körperzellen.« Und wiege dich mit dieser Einstimmung in den Schlaf.

ÜBUNG

Stimme dich dann morgens nach dem Aufstehen darauf ein, was du erleben möchtest. Die Einstimmung auf das, was man erleben möchte, ist ein wichtiges Werkzeug des Schöpferwesens. Indem du dich auf eine bewusst gewählte Schwingung einstimmst, erschaffst du deine Realität. So verlässt du dich nicht auf den Zufall der unbewussten Gedanken und Emotionen, sondern formst zielgerichtet deine Realität. Das ist eine Kunst, die man beherrschen sollte. Es lohnt sich, sie zu erlernen.

Die tägliche Einstimmung ist übrigens eines der Geheimnisse für mein erfolgreiches Leben. Gewöhnlich beginne ich damit meinen Tag und schwinge mich vor dem Schlafen noch mal darauf ein.

EINSTIMMUNG FÜR JEDEN NEUEN TAG

Heute ist ein wunderschöner Tag. Heute bin ich jünger als gestern. Ich fühle meine Präsenz in mir in meinem wunderbaren Körper. Mein Körper ist ein intelligentes, weises Wesen, das mit mir kommuniziert und auf meine Worte, Gedanken und Gefühle lauscht und sich darauf ausrichtet. Ich sende gleich jetzt meinem Körper meine ewige Liebe und Dankbarkeit. Ich sage laut und richte meine Worte an jede Zelle meines Körpers: »Ich liebe dich. Ich liebe dich. Ich liebe dich.«

Ich erfülle jetzt meinen Körper mit meiner Aufmerksamkeit und belebe ihn mit meinem schöpferischen Geist und spüre sogleich, wie er sich öffnet, zu vibrieren beginnt, sich freut.

Ich bitte meinen Körper jetzt laut, sodass meine Stimme in allen Zellen und allen Zwischenräumen meines Körpers vibriert: »Erinnerst du dich daran, wie schön es war, jung zu sein? Weißt du es noch, wie herrlich es war, voller Energie und Tatkraft zu sein? Wie toll es war, einen jungen Körper zu haben, schön und knackig zu sein?« Ich spüre in mir, wie mein Körper mir antwortet, wie er das Gefühl des Jungseins in sich erschafft. Es fühlt sich gut an.

Ich sage meinem Körper: »Ich möchte, dass du dich jetzt wieder verjüngst. Dass du junge, gesunde Zellen erschaffst. Ich liebe dich und unterstütze dich dabei. Ich danke dir!«

Ich spüre mich, ich bin im Einklang mit meinem Körperbewusstsein. Wir sind eine Einheit, wir richten uns auf unsere Absicht aus, uns zu verjüngen, zu erneuern, zu heilen.

Und ich fühle, wie es gerade auch geschieht.

Es geschieht in diesem Augenblick, in dem ich jetzt und gleich meinem Körper erlaube, sich maximal zu verjüngen.

Es geschieht gerade, in dem ich jetzt und gleich meinem Körper erlaube, sich maximal zu verjüngen.

Es geschieht gerade, in dem ich jetzt und gleich meinem Körper erlaube, sich maximal zu verjüngen.

Diese Sätze wiederhole ich möglichst jede halbe Stunde, und wenn ich keine Möglichkeit habe, sie laut auszusprechen, mache ich es innerlich. Um es nicht zu vergessen, trage ich das Aquaband, das mich jede halbe Stunde an meine Absicht erinnert. Dabei spüre ich, wie diese Sätze wirken und mich auf der Stelle verändern. Es ist ein freudiges Gefühl. Das Leben macht richtig Spaß.

»» FÜR MEINE JUNGEN LESER

Nicht nur Menschen, die bereits etwas oder etwas mehr gealtert sind, lesen meine Bücher und kommen zu meinen Seminaren. Unter den Seminarteilnehmern sind sehr viele junge Menschen, sogar hin und wieder Kinder. Meine jüngste Seminarteilnehmerin war acht Jahre alt. Sie hatte sich mein Seminar von ihren Eltern gewünscht, die sie natürlich begleitet haben.

Ich bin der Meinung, dass das Sich-um-sich-selbst-Kümmern im Sinne einer ganzheitlichen Entwicklung nicht erst dann beginnen sollte, wenn man das Gefühl hat, man baut schon ab. Es sollte gerade in jungen Jahren erfolgen, damit wir in unserer Kraft bleiben.

Für junge Menschen eignet sich die folgende Programmierung, die sie täglich anwenden können.

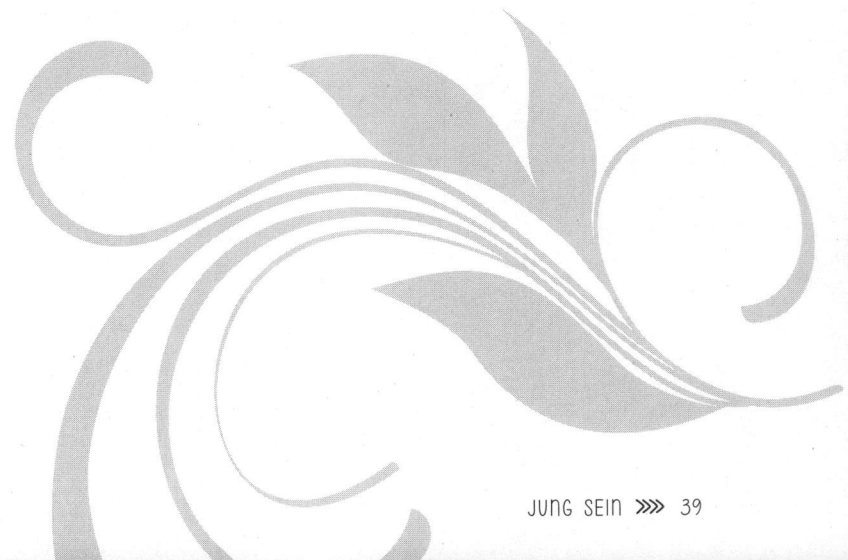

ÜBUNG

AFFIRMATION FÜR JUNGE MENSCHEN

»Ich bin jung, ich bin schön, ich bin stark, ich bin gesund. So bleibe ich jetzt mein ganzes Leben lang. Ich erlaube meinem Körper, sich immer wieder zu erneuern und zu regenerieren und immer jung und vital zu bleiben und zu sein.«

Jedem jungen Menschen möchte ich sagen: Erkenne, dass du einzigartig bist, vollkommen und wunderbar. Folge deinen Instinkten, folge deinem Weg. Die Erwachsenen versuchen oft, ihre eigenen Wünsche auf ihre Kinder zu projizieren und damit ihren eigenen Mangel zu verdecken. Sicher haben sie auch in mancher Hinsicht recht. Sie versuchen ja nur aus Liebe, dich zu beschützen. Trotzdem ist es gut, wenn du so früh wie möglich lernst, zu dir selbst zu stehen, dich anzunehmen, dich selbst zu lieben, so wie du bist. Sei ein besonderer Mensch für dich selbst, dann wirst du immer deinem wahren Weg folgen können.

Und für uns Eltern gilt: Es ist so wichtig, dass auch wir unseren Kindern gegenüber immer wieder betonen, dass sie gut sind – genau so, wie sie sind. Dass sie sich nicht zu verändern brauchen, dass wir sie so lieben, wie sie sind. Damit helfen wir ihnen, an ihre eigene Einzigartigkeit zu glauben und ihren ganz persönlichen Weg zu gehen.

>>> SICH MIT FREUDE DURCHDRINGEN

Freude: sich am gegenwärtigen Moment erfreuen, uns ganz in ihn zu vertiefen und wie ein Kind lächeln, dazu sind wir geboren. Wir sind nicht geboren, um nur zu arbeiten und uns mehr und mehr durch den Alltag und unsere Pflichten zu vergessen. Wir sind geboren für Freude und Liebe, um zu erschaffen, zu erneuern, uns weiterzuentwickeln. Als Kinder wissen wir das noch und leben einfach im jetzigen Augenblick, in dem Gott und die Welt in uns vereint sind, bis wir uns dann entscheiden, erwachsen zu werden. Damit hören wir auf, innerlich zu wachsen. Wir werden alt, verwelken und schrumpfen zusammen, statt uns auszudehnen. Die Freude verlässt uns, und an ihre Stelle treten Verpflichtungen. Die Schwingungen, die dadurch entstehen, drücken auf unser Gemüt. Sie helfen uns nicht, zu erschaffen, was wir möchten, sondern sie schaffen uns.

Wieder Freude in das Leben einzulassen und sich bewusst für Freude zu entscheiden ist der Weg zurück zur Einheit und Ewigkeit. Wir können uns immer wieder dafür entscheiden weiterzuwachsen, aber hüten wir uns davor, »erwachsen« zu werden, denn das bedeutet Stillstand. Freude ist das beste Gegenmittel. Sie ist ein kraftvoller Treibstoff für die innere und äußere Erneuerung.

>>> LACHEN

Wie ein Kind lachen. Unbeschwert und offen. Das ist ein mächtiger Jungbrunnen, der ganz tief aus unserer Seele kommt. Lächle öfter und sende den folgenden liebevollen Gedanken in deine Umgebung:

»Mögen alle Lebewesen glücklich und verbunden sein!«

ÜBUNG

ICH SEHE DIE SCHÖNHEIT IN MIR

Schließe deine Augen und sieh dich innerlich schön, jung und vital. So, wie du dich dir wünschst, oder so, wie du dir als Kind gewünscht hast auszusehen. Vielleicht mit schönen Kleidern und einer Diamantkrone und männliche Leser mit Bart und Muskeln. Erlaube deinem göttlichen Kind, sich kreativ zu erschaffen. Nimm dich nicht zurück, schmücke diese Vorstellungen großzügig und fantasievoll aus.

Spüre dabei, wie die göttliche Liebe deinen Körper und dein Gemüt erfüllt und dich mit vollkommenem Leben durchströmt.

Erschaffe die Schönheit in dir jetzt, und vergrößere sie durch deine Vorstellungskraft. Richte deine Gedanken immer nur auf das, was du haben und erleben möchtest.

>>> SICH ZEIT FÜR SICH SELBST NEHMEN

Sich Zeit für sich selbst zu nehmen, diese Zeit ohne schlechtes Gewissen zu genießen und sich dem Bewusstseinszustand purer Spielfreude hinzugeben, wie es bei Kindern selbstverständlich ist, fällt vielen von uns schwer. In unserer Gesellschaft ist es üblich, sich für alles Mögliche andere zu verausgaben, statt auch einmal für sich selbst da zu sein. Doch diese Vernachlässigung geht dann leicht auf Kosten der Gesundheit und inneren Kraft.

Wenn wir uns nur mit äußeren Dingen beschäftigen, oft dazu noch mit unwichtigen, überflüssigen Dingen, und wenn wir uns hauptsächlich um andere Menschen kümmern, auch um solche, die uns nicht einmal darum gebeten haben, verlieren wir kostbare Lebenszeit. Indem wir leben, ohne für uns selbst da zu sein, entziehen wir uns die Liebe zu uns selbst.

Zeit für sich selbst zu finden, sich genügend zu entspannen und Energie zu tanken bedeutet, sich selbst zu lieben, für sich selbst da zu sein.

>>> WICHTIGES VON UNWICHTIGEM TRENNEN

Für deine Lebensqualität ist es entscheidend, dass du den Mut aufbringst, das Wichtige vom Unwichtigen zu trennen. Das bedeutet, überflüssige Termine und unnötige Aufgaben zu streichen, ein klares »Nein« zu sagen, um sich Zeit für das Wesentliche im Leben zu verschaffen: träumen, genießen und spielen, kreativ sein, Schönheitspflege, dem inneren Kind die Möglichkeit geben, sich auszudrücken und zu entfalten.

Manche Menschen verschwenden sehr viel ihrer kostbaren Lebenszeit mit stundenlangem Surfen im Internet, beim Fernsehen, beim Lesen von irgendwelchen Zeitschriften und Zeitungen. Hast du dich schon einmal gefragt, wie all das auf dich wirkt – diese ganze Flut von negativen Nachrichten, Klatsch und Werbung? Man muss lernen, zwischendurch eine Pause einzulegen oder manche Dinge ganz aus seinem Leben zu verbannen. Natürlich möchte unser inneres Kind auch mal einfach nichts tun, als nur genüsslich vor der »Glotze zu hängen« und seinen Spaß dabei zu haben. Doch seien wir ehrlich: Fühlen wir uns vielleicht nicht doch entschieden glücklicher und erfüllter, wenn wir die Zeit kreativ und schöpferisch gestalten?

Auch im Haushalt lauern viele Zeiträuber. Ohne richtige Planung unserer Aufgaben und mit unserem Anspruch auf Multitasking, das heißt, man möchte mehrere Dinge gleichzeitig erledigen, erschafft man sich nur unnötigen Stress. Stress ist der größte Energieräuber und dazu noch ein Zellkiller. Er macht alt und krank.

Stell dir ab jetzt immer einen Plan für die ganze Woche auf – wann eingekauft wird, wann geputzt wird, wann gewaschen wird. Verteile die Aufgaben, die viel Zeit brauchen, auf die ganze Woche. Dann hast du einen Überblick und siehst, wo du Zeit für dich einplanen kannst – Zeit für dein wahres Leben als Schöpfer. Ich mache es immer so, und das ist ein weiteres meiner Erfolgsgeheimnisse: planen und konsequent durchführen.

Sobald ich das Gefühl habe, immer nur zu arbeiten und daneben noch vielen anderen Pflichten nachkommen zu müssen, nimmt mir das jede Freude, und ich fühle mich nur noch gestresst. Ohne Freude ist das Leben wertlos, das innere Kind in mir zieht sich dann ganz zurück, und ich fühle mich wie ein Roboter, der nur vor sich hinarbeitet.

Gutes Planen schenkt mir die Möglichkeit, Zeit für mich zu haben – zum Spazierengehen, zum Genießen, zum Träumen und zum Trödeln und vor allem für meine Schönheitspflege. Und dann bin ich entspannt, es geht mir innerlich gut, und ich sehe gut aus. So mag ich mich. Und das Allerbeste dabei ist, wenn es mir gut geht, dann geht es auch meiner ganzen Familie gut. Indem ich mir ein wohltuendes Feld erschaffe, erschaffe ich es automatisch auch für meine Mitmenschen.

Um nicht Zeit mit einkaufen zu verschwenden, plane ich für die ganze Woche, was ich jeden Tag kochen werde. Ich stelle die Menüs zusammen und schreibe mir auf, was ich dafür brauche. Da ich nur Biolebensmittel verwende, und wir uns ausschließlich pflanzlich ernähren, bestelle ich einmal in der Woche eine Lebensmittelkiste beim Demeter-Hof, die mir nach Hause geliefert wird. Das ist sehr praktisch und erspart mir jede Menge Zeit.

Wie kommst du eigentlich darauf, dass du alles im Haushalt allein erledigen müsstest? Bist du schon einmal auf die Idee gekommen, die anderen Familienmitglieder an den Aufgaben zu beteiligen? Dein Partner und deine Kinder können dir bei vielen Dingen helfen. Wenn du alles selbst tust, bist du irgendwann nur noch gestresst. Und Stress ist nicht gut für die Schönheit!

Wahrscheinlich glaubst du manchmal, dass deine Familie den kolossalen Arbeitsaufwand, den du täglich erledigst, gar nicht richtig wahrnimmt und schätzt. Bevor du so denkst, solltest du dich fragen: Muss ich wirklich alles selbst machen und immer noch besser und schneller? Damit nimmst du deinen Familienmitgliedern die Chance, etwas zu lernen, was ihnen auch für ihr weiteres Leben nützlich sein wird.

Lass los und erlaube deinen Kindern und deinem Partner, dir im Haushalt zu helfen und es auch mal allein zu versuchen. Einfach aus Liebe zu dir selbst und aus Liebe zu deiner Familie. Selbst wenn es in deinen Augen nicht so perfekt ausfällt wie bei dir, lass sie doch ihr schöpferisches Potenzial im Haushalt ausprobieren. Vielleicht macht es ihnen sogar Spaß, zur Abwechslung einmal etwas ganz anderes zu tun, beispielsweise putzen oder bügeln? Gib den Menschen um dich herum ihre Selbstverantwortung wieder zurück und beschäftige dich in dieser Zeit mir dir selbst und mit Dingen, die dir persönlich wichtig sind.

TIPP

Gib deinen Kindern nicht einfach so, ohne Gegenleistung ihrerseits, ihr Taschengeld. Verknüpfe das wöchentliche Taschengeld immer mit Aufgaben wie dem Aufräumen des eigenen Zimmers, den Müll wegbringen, die Wäsche zusammenlegen und in den Schrank einräumen oder den Geschirrspüler ausräumen.

Unsere drei Kinder haben immer solche Aufgaben erledigt. Und haben sie es mal nicht getan, war das auch kein Problem, dann habe ich es schnell selbst gemacht, dafür gab es dann eben in dieser Woche kein Taschengeld. Das ist vielleicht eine drastische, aber wirklich stressfreie Methode. Man muss dazu nur die Regeln und die Aufgaben mit den Kindern besprechen und sie hin und wieder daran erinnern, dann klappt es nach meiner Erfahrung auch sehr gut.

Beschäftige dich ab jetzt bewusst mit der Planung deiner Tätigkeiten und Aufgaben. Streiche alle Zeiträuber aus deinem Tagesablauf heraus, um Zeit für das Wesentliche in deinem Leben zu gewinnen. Um endlich die Zeit zu haben, dich deiner Entwicklung und deiner Verjüngung zu widmen und um Freude und Spaß erleben zu können.

WASSER — EIN WAHRER JUNGBRUNNEN

Wenn wir nach einem wirklichen Jungbrunnen Ausschau halten, brauchen wir nicht weit zu suchen. Er befindet sich ganz in unserer Nähe, kostet nicht viel und steht in unseren Breiten jedem unbegrenzt zur Verfügung: das Wasser. Wasser bedeutet Leben, es hält alles frisch, und es kann uns sogar die Jugend wieder zurückgeben. Unsere Zellen bestehen zu 80 Prozent aus Wasser. Unser Körper braucht es daher täglich in ausreichender Menge, um gesund und jung zu bleiben. Man kann häufig bei älteren Menschen beobachten, wie sie mit den Jahren austrocknen. Die Haut wird schlaff, die Sehnen hart und unelastisch, die Muskeln schwinden und die Knochen trocknen aus. Das Blut wird dickflüssiger und kann nicht mehr alle Bereiche des Körpers optimal versorgen. Mangel an Zellwasser ist eine der Hauptursachen des Alterungsprozesses und für die Entstehung vieler verschiedener gesundheitlicher Symptome in unserem Körper und unserer Psyche verantwortlich.

Ein erwachsener Mensch scheidet am Tag ca. 1,5 Liter Flüssigkeit aus. Diese Menge sollte auch gedeckt und noch eine Reserve angelegt werden. Daher ist es sehr empfehlenswert, zwei Liter Wasser am Tag zu trinken, um unseren Körper optimal bei der täglichen Reinigung, Versorgung und beim Aufbau der Zellen zu unterstützen. Ohne ausreichende Wasserzufuhr können wir unseren Körper nicht dauerhaft jung, schön und vital erhalten. Wenn die Haut austrocknet, dann sollten wir ihr nicht nur von außen Feuchtigkeit in Form von Cremes und Lotionen zuführen, sondern vor allem von innen. Das bedeutet, wir sollten einfach mehr trinken.

Ein optimales Wasser sollte gereinigt sein. Kohlensäurehaltiges Wasser ist zu vermeiden. Strukturiertes Wasser ist aus meiner Sicht das beste Wasser. Auch wenn wir in Deutschland im Gegensatz zu vielen anderen Ländern gutes Leitungswasser haben, ist es doch nicht optimal als Trinkwasser geeignet. Die Wassermoleküle aus dem Leitungswasser weisen keine Struktur auf. Das ist unter dem Mikroskop gut zu sehen. Bei Leitungswasser sind die Wassermoleküle zerschlagen, verklumpt und weisen eine braune Struktur auf. Solch ein Wasser wirkt eher belastend auf unseren Körper, es verschlackt und macht alt. Außerdem können im Leitungswasser die Reste von Medikamenten, Antibiotika, Hormonen sowie Schwermetallen und anderer unerwünschter Stoffe vorhanden sein. Mehr als 30.000 verschiedene Stoffe können sich in unserem Leitungswasser befinden. Daher ist ein Filtersystem immer viel sicherer, und das Wasser schmeckt dadurch auch wesentlich besser. Das Wasser, das du trinkst, soll dir schmecken, dann ist es auch für deinen Körper wohltuend.

Ich habe über die Jahre viele verschiedene Wassersysteme und -anlagen ausprobiert und habe schließlich herausgefunden, dass das Umkehrosmose-Wasser für mich am besten ist und mir auch am besten schmeckt. Ein Wasser aus der Umkehrosmose ist absolut rein und besitzt ähnliche Eigenschaften wie reines Gletscherwasser. Die heutigen Umkehrosmose-Anlagen sind in der Lage, bis zu 99,9 Prozent all der unerwünschten und vielfach schädlichen Stoffe herauszufiltern.

Ich gieße das gereinigte Wasser in Karaffen und lade es danach zusätzlich energetisch auf, damit gebe ich meinem Wasser Struktur.

Ich habe aufgehört, das Wasser mit Symbolen oder mit bereits fertigen energetischen Systemen aufzuladen, die nicht ausschließlich aus mir entstanden sind oder frei in der Natur vorkommen. Ich benutze keine Engelsymbole, keine Zahlenreihe, keine Blume des Lebens und keine anderen ähnlichen Programmierungen mehr, die nicht ausschließlich von mir stammen und nicht durch meine Absicht programmiert sind.

WASSER ENERGETISIEREN UND PROGRAMMIEREN

Zur Energetisierung und Programmierung meines Wasser benutze ich heute nur noch meine eigene Absicht und Dinge, die es in der Natur gibt.

>>> WASSER MIT PFLANZEN AUFLADEN

Frische Kräuter wie Minze, Salbei, Zitronenmelisse, Scharfgarbe, Löwenzahnblätter und -blüten, Brennnessel, Ringelblume oder Rosenblüten für mehrere Stunden oder gleich über Nacht in das kalte Wasser legen. Das Wasser schmeckt herrlich und ist auch energievoll. Es ist kein Tee, sondern ein kalter Auszug, was bedeutet, die frischen Kräuter und Blüten verändern die molekulare Struktur des Wassers und strukturieren es.

>>> WASSER MIT FRÜCHTEN AUFLADEN

Genau wie Kräuter und Blüten können wir auch frisches Obst zur Strukturierung des Wassers benutzen. Gib dazu eine Scheibe Zitrone, Orange oder ein kleines Stück Apfel oder Kiwi in das Wasser und lass es mindestens eine Stunde ziehen. Das Wasser wird dadurch lebendig und schmeckt auch frischer.

>>> WASSER MIT MANDELN AUFLADEN

Du kannst dein Wasser auch einfach mit Mandelkernen aufladen und strukturieren. Mandeln verleihen dem Wasser eine hohe Schwingung und machen es basisch. Drei bis fünf Mandelkerne waschen und auf ca. einen Liter Wasser geben. Eine oder mehrere Stunden ziehen lassen. Die im Wasser aufgeweichten Mandeln kannst du danach essen oder mit zusätzlichen Zutaten für eine Gesichtsmaske oder ein Körperpeeling pürieren.

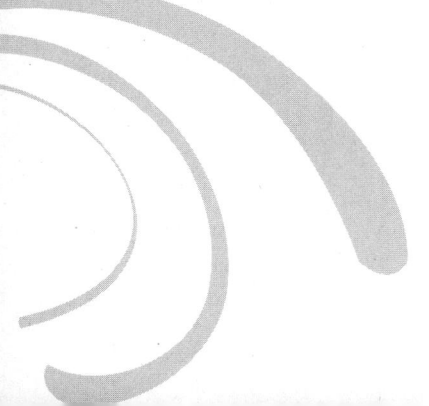

>>> WASSER MIT SCHUNGIT AUFLADEN

Die Schungit-Splitter sollten vor der ersten Benutzung gut gewaschen werden. Man füllt einen Liter Wasser in eine Glasflasche oder eine Karaffe und legt ca. 100 Gramm Schungit-Splitter hinein. Drei Tage stehen lassen, dann ist es trinkfertig. Nach diesen drei Tagen ist das Wasser nicht nur strukturiert, sondern hat alle günstigen Eigenschaften aus dem Schungit aufgenommen, die unserem Körper zu mehr Jugendlichkeit und Vitalität verhelfen.

Das Schungit-Wasser kann ebenfalls sehr gut zum Gesichtswaschen oder für ein Bad verwendet werden. Es hilft, die Elastizität und Spannkraft der Haut zu erhalten. Die im Schungit vorhandenen Fullerene beschleunigen den Regenerationsprozess der Haut und stellen so auch bei der Behandlung von Akne und anderen Hautproblemen eine gute Hilfe dar.

>>> WASSER DURCH DEINE ABSICHT STRUKTURIEREN

Du kannst dein Wasser auch selbst programmieren, um daraus ein Verjüngungselixier herzustellen. Denn wer sollte besser wissen als du, was du gerade jetzt brauchst? Ich habe festgestellt, dass es in der letzten Zeit fast ein Überangebot an Karten und Symbolen, Engeln, Zahlen, Blume des Lebens und anderen Symbolwelten gibt. Hier ist es wichtig, sich nicht zu verlieren und sich treu zu bleiben, nicht dem Trend zu folgen, sondern hier und jetzt bei sich zu bleiben, seine Socken zu spüren und sich daran zu erinnern, dass man selbst ein Schöpfer ist. Gib die eigene Verantwortung nicht an Engel oder Symbole ab, sondern nimm dein Leben lieber in deine eigenen Hände. Das macht auch viel mehr Spaß. Und wenn du für dein Wasser doch ein Symbol möchtest, dann erschaffe es selbst und bringe deine Absicht hinein. Du kannst das, denn du bist ein Schöpfer.

Die Wassermoleküle nehmen die Schwingung deiner Programmierung an und stimmen deine Körperzellen auf deine Absicht ein, denn auch wir selbst bestehen ja zum größten Teil aus Wasser.

>>> WASSER AUF VERJÜNGUNG PROGRAMMIEREN

Du brauchst dafür eine durchsichtige Glasflasche, ohne Aufkleber und auch ohne zusätzliche Symbole. Plastikflaschen sind ungünstig, Glas ist dafür das beste Material, und natürlich brauchst du Wasser. Am besten programmierst du gleich eine ganze Flasche und trinkst sie am Vormittag aus, danach bereitest du dir ein neues Wasser. Programmiere das Wasser immer wieder aufs Neue, so potenzierst du die Schwingung des Wassers. Deine eigene Schwingung wird von Tag zu Tag höher, und so erhöht sich auch die Frequenz deiner Programmierung. Es ist wie bei der Homöopathie, nur viel einfacher.

ÜBUNG

WASSERPROGRAMMIERUNG

Du kannst stehen oder sitzen. Die Flasche mit dem Wasser steht bereits vor dir. Spüre deine Füße, erde dich bewusst, dann lass deine Aufmerksamkeit in deinen Herzensraum fließen. Lege deine Hände in Gebetshaltung (die Handflächen aneinander) vor dein Herz, das verbindet die linke und rechte Gehirnhälfte und das Weibliche und das Männliche in dir. Schwinge dich auf die Urliebe ein. Sprich laut: »Ich bin in Liebe.«

Spüre, wie aus deinem Herzensraum goldenes Licht in deine Handflächen strömt, das ist das Licht deiner göttlichen Seele. Spüre, wie es sich jetzt in deinen Handtellern sammelt, du nimmst nun die Wasserflasche und bringst dieses Licht durch deine Absicht direkt in die Wassermoleküle hinein. Gib in das Wasser auch die Absicht hinein: Ich bin schön, ich bin jung, ich bin vital. Visualisiere dich so. Spüre die Wasseraufladung, die genau jetzt geschieht.

Bedanke dich und trinke das verjüngende Elixier. Spüre, wie es nun gleich wirkt.

⫸ TÄGLICH WASSER TRINKEN

Um deinen Körper jung und vital zu halten, beginne deinen Tag mit einem Glas warmen Wassers in Körpertemperatur, also etwa 37 bis 40 Grad Celsius. Trinke ein großes Glas voll, um deinen Körper nach dem Schlaf mit Lebensenergie zu versorgen und ihm bei der Reinigung zu helfen.

Heiße Getränke und Nahrung verletzen die Schleimhaut (man nimmt das nicht immer wahr), die sich erst nach ca. drei bis vier Tagen regeneriert. Daher sollte alles, was wir zu uns nehmen, Essen und Getränke, nicht wärmer als 50 Grad Celsius sein. Diese Regel gilt ganz besonders für Kinder und chronisch kranke Menschen.

>>> RICHTIG TRINKEN

Richtig Wasser zu trinken bedeutet, dass du die zwei Liter auf den ganzen Tag verteilst. Gleich in der Früh sollte man viel Wasser trinken, um den Körper bei der Ausscheidung zu unterstützen. Etwa 10 bis 30 Minuten vor dem Essen kannst du noch trinken, doch versuche zu den Mahlzeiten nichts zu trinken, um den Magensaft nicht zu verdünnen. Nach dem Essen warte mindestens eine halbe Stunde. Hast du viel gegessen, dann länger, bis zu zwei Stunden, und erst danach trinkst du wieder Wasser.

Verdünnen wir das Essen durch gleichzeitiges Trinken, verlängern wir die Verdauungsdauer. Ganz besonders, wenn wir zum Essen Säfte, Alkohol und zuckerhaltige Getränke zu uns nehmen. Diese erzeugen außerdem Gärungsprozesse in unserem Verdauungssystem, wirken ungünstig auf unsere Gesundheit und verringern unsere Vitalität. Im besten Fall sollten wir zum Essen nichts trinken und wenn, dann nur ganz wenig und stilles Wasser.

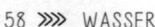

Zur Erhöhung der Magensaftkonzentration sind zum Beispiel drei ganze schwarze oder weiße Pfefferkörner, unzerkaut 20 Minuten vor der Mahlzeit mit Wasser eingenommen, äußerst hilfreich.

Um dich an das Trinken zu erinnern, empfehle ich das Aquaband, das dich jede halbe Stunde durch seine Vibration sanft anstößt, ein paar Schlucke Wasser zu trinken.

Also, trinke dich schön, jung und gesund! Du wirst die Veränderung in deinem Gesicht und in deinem ganzen Körper sehen und fühlen.

Damit deine Zellen das Wasser auch gut aufnehmen können, nimm etwas Salz dazu. Aber bitte nur Steinsalz und kein Speisesalz. Das ist nämlich ein großer Unterschied.

Ein kleines Körnchen Salz auf die Zunge legen, zergehen lassen und mit Wasser nachtrinken – so einfach ist das, und doch versorgt es deinen Körper nicht nur mit Flüssigkeit, sondern auch mit Mineralien. Steinsalz, das du im Bioladen findest, enthält ungefähr 87 Elemente, also alles, was dein Körper braucht. Dagegen belastet das Speisesalz, das man überall so günstig kaufen kann, den Körper und beschleunigt den Alterungsprozess, ganz besonders, wenn es zusätzlich mit künstlichem Fluorid und Jod angereichert ist. Aus diesem Grund verwende ich zum Kochen ausschließlich Steinsalz. Ich rate dir, so wie ich, keine herkömmlichen Fertigprodukte zu konsumieren. Dazu gehören auch Backwaren aus normalen Bäckereien, denn auch sie enthalten das Speisesalz, das wir gar nicht brauchen. Die Produkte in Bioläden dagegen enthalten meistens Stein- oder Meersalz, das für unseren Körper unbedenklich ist.

WAS ES NOCH
ZU BEACHTEN GILT

Kaffee, Tee, Saft und Getränke gelten nicht als Wasser, sondern als Nahrung oder Medizin. Ingwerwasser zählt auch nicht als Wasser, da der Ingwer lange im Wasser geköchelt wird und daraus eine Medizin entsteht.

Manche Getränke stellen sehr starke Belastungen für unseren Körper dar. Dazu zählen alle koffein-, alkohol- und zuckerhaltigen Getränke sowie Getränke mit künstlichen Zusätzen und Kohlensäure. Diese sollten wir am besten für immer vermeiden und auch niemals für unsere Kinder oder für unsere Gäste kaufen. Sie rauben uns die Lebensenergie, belasten unsere Gesundheit, machen süchtig und alt.

TIPP

Wenn du immer noch Kaffee und schwarzen oder grünen Tee auf deinem täglichen Speiseplan hast, dann beherzige bitte folgende Regeln:

>> Trinke niemals koffeinhaltige Getränke in der Früh und auf leeren Magen.

>> Nach deinem Kaffee oder Tee trinke zusätzlich zu deinen täglichen zwei Litern noch die fünffache Menge an reinem Wasser. Das bedeutet, deine Tee- oder Kaffeetasse dient dir als Maß, genau fünf solche Tassen Wasser braucht dein Körper, um die ihm zugefügten Schäden einigermaßen auszugleichen.

Auch ein entkoffeinierter Kaffee enthält immer noch zehn Prozent Restkoffein und macht die Haut genauso alt und runzlig wie der normale Kaffee. Macha-Tee, der gerade so in Mode gekommen ist und teuer verkauft wird, enthält ebenfalls Koffein und ist daher nur zum Altern gut. Man schreibt Macha- und grünem Tee eine sehr hohe antioxidative Wirkung zu, aber in jedem grünen Blatt und frischem Gemüse und Obst sind ebenso viele antioxidative Stoffe vorhanden. Man muss also seinen Geist nicht mit Koffein benebeln und den Körper dadurch in Stress führen, da Koffein auch unser Hormonsystem schwächt und darüber hinaus noch den Geist in die Abhängigkeit führt. Wir sollten stattdessen lieber Wasser trinken, das ist wirklich das, was jede Zelle unseres Körpers braucht. Die Tiere und die Pflanzenwelt zeigen uns, wie es geht.

Zu den Getränken, die für unseren Körper und unseren Geist schädlich sind, gehört auch die Gesellschaftsdroge Alkohol. Mein Mann und ich, wir trinken seit siebzehn Jahren keinen Schluck Alkohol mehr, und auch für unsere Gäste gibt es bei uns zu Hause weder Wein, Bier noch sonstige alkoholhaltige Getränke. Feste oder Silvester können wir ebenfalls gut ohne Sekt zum Anstoßen überleben. Wir haben uns bewusst entschieden, darauf zu verzichten, weil wir zum Spaß und zum Glücklichsein keine Drogen brauchen. Eher umgekehrt, es ist uns viel angenehmer, bei klarem Verstand zu sein.

Abgesehen davon wirkt Alkohol schwächend auf unsere Körper, er beschleunigt Alterungsprozesse und sorgt für alle möglichen Erkrankungen. Und zusätzlich macht er abhängig. Man gibt einem Kind auch keinen Alkohol, weil es gerade Geburtstag hat. Jeder weiß, dass Alkohol für Kinder schädlich ist. Aber das trifft ebenso auf die Erwachsenen zu.

Für Feste und Geburtstage kann man Wasser mit frischen Kräutern, Obst und Mandelkernen aufladen. Das wird immer sehr gern von den kleinen und großen Gästen getrunken.

REZEPTE
FÜR DEINE SCHÖNHEIT
UND VERJÜNGUNG

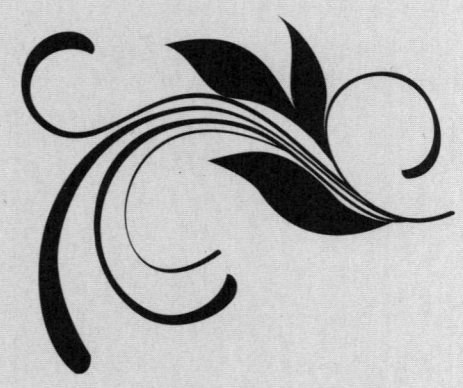

KNOBLAUCH ERHÄLT JUNG UND VITAL

Die Wunderknolle enthält einen Stoff namens Adenosin und das Allicin, das erst entsteht, wenn man die Knoblauchzehen schält, schneidet oder zerdrückt. Dabei wird ein Enzym namens Alliinase freigesetzt, das unter dem Einfluss von Luft mit dem in der Knoblauchzehe vorhandenen Alliin reagiert.

Allicin wirkt durchblutungsfördernd und blutdrucksenkend, hält die Gefäße gesund, beugt Thrombosen vor, verbessert die Fließeigenschaften des Blutes und schützt gegen die freien Radikale. Meine kasachische Großmutter hat früher immer regelmäßig einmal im Jahr eine Knoblauchkur gemacht, um die Gefäße zu reinigen. Ich bin ihrem Beispiel gefolgt und führe diese Kur selbst ein- bis zweimal jährlich durch.

Knoblauch kann auch äußerlich für die Schönheit verwendet werden, und zwar als Zutat zu Gesichtsmasken. Er wirkt hautaufhellend, besonders bei pigmentierter Haut. Man mischt dazu ein wenig zerquetschten Knoblauch unter die anderen Zutaten für die Maske. Um dem unangenehmen Geruch entgegenzuwirken, gibt man noch Petersilie und frischen Zitronensaft dazu.

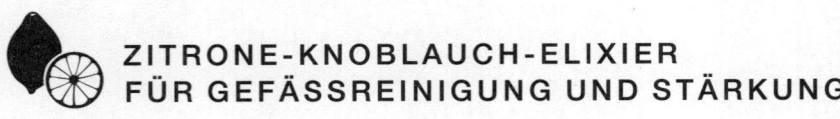

ZITRONE-KNOBLAUCH-ELIXIER
FÜR GEFÄSSREINIGUNG UND STÄRKUNG

Die Zutaten für die Rezeptur sollten unbedingt in Bio-qualität sein. Der Knoblauch sollte auch aus deiner Region stammen, am besten in deinem Garten gewachsen sein oder beim Biobauer in deiner Nähe bezogen werden.

30 geschälte Knoblauchzehen

4–5 ungeschälte Zitronen,
gewaschen und in Stücke geschnitten

1 l reines Wasser

Gib alle Zutaten mit 500 Millilitern Wasser in den Mixer und mixe alles gut durch. Danach das restliche Wasser dazugeben und nochmals mixen. Die Masse in Gläser abfüllen und im Kühlschrank aufbewahren.

Man nimmt täglich vier bis sechs Teelöffel davon. Prüfe selbst, ob es für dich vor oder nach dem Essen besser ist. Einfach mit etwas Wasser nachspülen. Um den typischen Knoblauchgeruch zu mindern, kaue Petersilie- und Minzeblätter oder lutsche eine Gewürz-nelke. Die Zitronen-Knoblauch-Kur kann man ca. sechs bis acht Wochen durchführen.

ÄUSSERLICHE ANWENDUNGEN

≫≫ KAKAO MACHT SCHÖN

Für die Haut ist rohes Kakaopulver sehr wohltuend, besonders für die trockene Haut. Deswegen beliebig zu jeder Gesichts- und Körpermaske einen Teelöffel voll geben.

Das Haar kann ebenfalls durch Kakao profitieren. Er hilft, gespaltene Haarspitzen zu reparieren und die Haare zu vitalisieren. Dazu kann man eine Kakao-Haarpackung zusammenmixen.

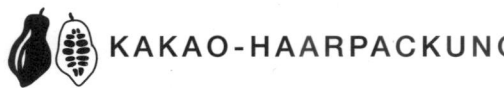 **KAKAO-HAARPACKUNG**

Ein paar Esslöffel Avocado mit etwas Wasser zu einem Brei mixen, zwei Esslöffel Kakao dazugeben und das Ganze gut in die Haare bis in die Spitzen einmassieren und unter einer Wärmehaube ca. 20 Minuten einwirken lassen. Danach gut ausspülen und mit Shampoo waschen.

Auch für die Körperpflege ist Kakao geeignet. Einfach zwei Esslöffel Kakao mit heißem Wasser aufbrühen, ziehen lassen, danach absieben und zum Badewasser geben.

⋙ MORINGA –
EIN WUNDERBARES GRÜN
FÜR DIE GESUNDHEIT UND
DIE SCHÖNHEIT

Eine Freundin schenkte mir ein Kilo Moringapulver mit der Empfehlung, es den Smoothies beizugeben. Ich habe es probiert, konnte mich jedoch mit dem sehr würzigen Geschmack nicht anfreunden. Es ist halt nicht meins, ich bin mehr Gerstengras-Fan. So stand die Dose erst einmal eine Zeit lang unbenutzt da, bis ich immer wieder Fragen von meinen Leserinnen erhielt, was ich von Moringa halte.

So begann ich, Moringa für die Gesichts- und Körperpflege zu verwenden, und kam dabei auf den Geschmack.

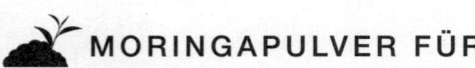 **MORINGAPULVER FÜR DIE HAUT**

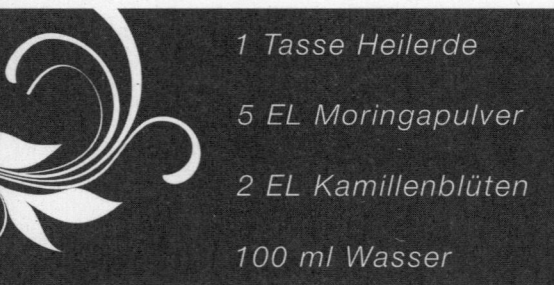

1 Tasse Heilerde

5 EL Moringapulver

2 EL Kamillenblüten

100 ml Wasser

Kamillenblüten mit heißem Wasser übergießen und 20 bis 30 Minuten ziehen lassen und abseihen. Heilerde und Moringapulver mit dem Sud zu einem flüssigen Brei vermischen.

Den ganzen Körper damit einreiben. Wer möchte, kann den Brei auch in das Haar einmassieren – statt Shampoo.

Möglichst bis zu zehn Minuten einwirken lassen (natürlich nur, wenn es nicht zu kalt zum Warten ist) und dann abduschen.

>>> GESUNDE ZÄHNE UND GESUNDES ZAHNFLEISCH

Um unsere Zähne gesund und schön zu erhalten, sollten wir ihnen auch Zeit schenken. Beim täglichen Zähneputzen können wir unseren Zähnen mehrmals täglich Liebe und Dankbarkeit senden. Das bedeutet, nicht nur mechanisch die tägliche Pflicht auszuüben, sondern mit Liebe und Herzenergie dabei zu sein. Das macht gleichzeitig mehr Freude und erfüllt unser Leben mit tieferem Sinn. Wir sind schöpferische Wesen, und die Schöpferkraft fließt besonders stark durch uns, wenn wir mit unserer Absicht und Aufmerksamkeit ganz bei der Tätigkeit sind, die wir gerade ausüben.

Bevor du mit dem Zähneputzen beginnst, lächle dir im Spiegel zu. Spüre, wie du jeden Zahn einzeln mit der Zahnbürste berührst, und sende diesem Zahn gedanklich deine Dankbarkeit und Liebe. Spüre, wie durch deine Fokussierung auf die Zähne diese sogleich belebt werden. Sende deine Dankbarkeit, Wertschätzung und Liebe auch an das Zahnfleisch und den Zahnknochen. So wird jedes Zähneputzen zu einer Heilsitzung.

Hier sind ein Paar Rezepte, die ich zurzeit gerne für meine Zähne benutze.

GELBE ZAHNBÜRSTE – WEISSE ZÄHNE

Wusstest du, dass man mit Kurkumapulver die Zähne bleichen kann? Als ich davon gehört habe, konnte ich es nicht glauben, aber ich habe es ausprobiert – mit Erfolg. Meine Zahnbürste färbte sich sonnengelb, und die Zähne wurden tatsächlich weißer. Um einen länger anhaltenden Effekt zu erzielen, sollte man die Zähne aber mehrere Tage damit putzen. Falls dir einmal die Zahnpasta ausgehen sollte, kannst du also ganz einfach zum Kurkumapulver greifen. Darüber hinaus ist Kurkuma ein natürliches Antibiotikum und hilft ganz hervorragend bei Parodontose.

 **SELBST GEMACHTE ZAHNPASTA**

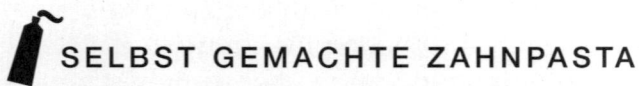

4 EL Kokosfett

5 EL Natron

1 TL Xylit

1 Tropfen ätherisches Pfefferminzöl

1 Tropfen ätherisches Lemongrassöl

1 Tropfen ätherisches Myrrhenöl

Kokosfett im Wasserbad erwärmen, bis es schmilzt, die restlichen Zutaten untermischen und alles in eine Dose mit Verschluss füllen. Die Zahnpaste bleibt bei Zimmertemperatur schön weich. Man trägt sie mit einem Spatel auf die Zahnbürste auf, damit die Paste hygienisch bleibt.

ZAHNSPÜLUNG

Um die Zähne gesund zu erhalten, sollte man nach jedem Essen den Mund gut ausspülen. Sehr gut ist es, mit Natron zu spülen, das macht das Mundmilieu wieder basisch. Man nimmt auf ein Glas warmes Wasser ca. einen Teelöffel Natron.

Auch dreiprozentiges Wasserstoffperoxid ist ein sehr gutes Mittel für die Zahnspülung. Es befreit den Mund von pathogenen Bakterien, hilft schnell bei blutendem Zahnfleisch und ist eine hervorragende Prophylaxe gegen Parodontose. Wasserstoffperoxid (chemische Bezeichnung H_2O_2) ist ein altbekanntes Hausmittel. Ich spüle meinen Mund gleich nach dem Aufstehen damit, und das Resultat überzeugt mich jedes Mal von Neuem.

Man verdünnt dreiprozentiges Wasserstoffperoxid im Verhältnis eins zu eins mit Wasser und spült damit die Zähne nach dem Essen oder nach dem Zähneputzen und auch nach Bedarf zwischendurch.

⟫⟫⟫ HALS

Meist ist es der Hals, der das Alter einer Frau verrät. Er wird bei der täglichen Gesichtspflege oft vergessen, braucht aber ebenso viel Pflege wie unser Gesicht, denn er ist wie das Gesicht weitaus mehr der Witterung und dem Licht ausgesetzt als unser restlicher Körper.

 ## KAMILLEN-DAMPFBAD FÜR DEN HALS

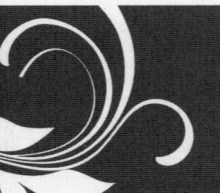

1 l Wasser

1 EL getrocknete Kamillenblüten

2 Beutel Kamillentee

1 Liter Wasser in einem Emailletopf aufkochen und einen Esslöffel getrocknete Kamillenblüten oder zwei Beutel Kamillentee hineingeben. 15 Minuten mit geschlossenem Deckel ziehen lassen.

Topf auf den Tisch stellen, sich davorsetzen, sich etwas vorbeugen und den Hals ca. zehn Minuten bedampfen lassen.

Nimm dir danach noch die Zeit für die Bananenmaske. Dein Hals wird es dir sehr danken.

BANANEN-MASKE FÜR DEN HALS

4 cm von einer reifen Banane

1 EL Quellwasser

1 Walnuss

Reismehl

Das Stück Banane mit Wasser mit einer Gabel zerdrücken. Die Walnuss knacken und im Mörser ganz fein zerkleinern, mit der zerdrückten Banane vermischen und mit dem Reismehl zu einem Brei vermengen.

Die Masse auf den gereinigten Hals auftragen. 20 Minuten einwirken lassen, sich dabei hinlegen und entspannen.

14-TAGE-HALSSTRAFFUNGSKUR MIT LEINSAMEN

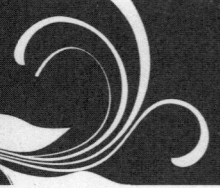

1 EL Leinsamen

⅓ Glas kochendes Wasser

Die Leinsamen am Abend mit kochendem Wasser übergießen und zudecken. Morgens abseihen und das Wasser auf den Hals von den Schlüsselbeinen bis zum Kinn auftragen. Warten, bis es getrocknet ist, und wiederholen. Bis zu fünf oder sechs Schichten auftragen.

Die übrig gebliebenen Leinsamen kann man in die Suppe oder den Eintopf geben oder zu einem Dressing verwenden, zusammen mit einem Bund Petersilie und dem Saft einer Zitrone und Kräutersalz mixen.

≫ PEELINGS

PEELING FÜR GESICHT, HALS UND DEKOLLETÉ

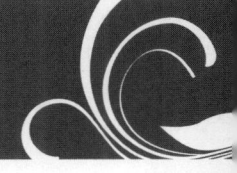

½ geschälte Kiwi

2 TL Grieß

Die Kiwi mit einer Gabel zerdrücken, mit dem Grieß vermischen. Und gleich auf die Haut auftragen und mit sanften Bewegungen die Haut damit massieren, kurz einwirken lassen und mit warmem Wasser abwaschen. Wirkt sehr klärend und verjüngend.

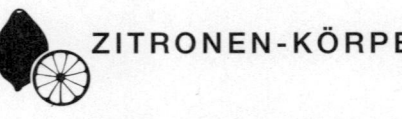

ZITRONEN-KÖRPERPEELING

Dieses Peeling ist wunderbar für Beine, Po, Rücken und Hände, aber weniger für Hals und Dekolleté geeignet.

1 große Biozitrone

6 EL Sesam- oder Olivenöl

Steinsalz

2 Tropfen ätherisches Orangenöl

2 Tropfen ätherisches Grapefruitöl

Zitronenschale abreiben, Zitronensaft auspressen, mit dem Öl und den ätherischen Ölen mischen, dann mit Salz vermischen, sodass eine nicht zu flüssige Paste entsteht.

Auf die nasse Haut auftragen, fünf Minuten einwirken lassen und abduschen. Wenn man die Möglichkeit hat, in ein Dampfbad zu gehen, dann dort das Peeling auftragen und im Dampfbad gut einwirken lassen.

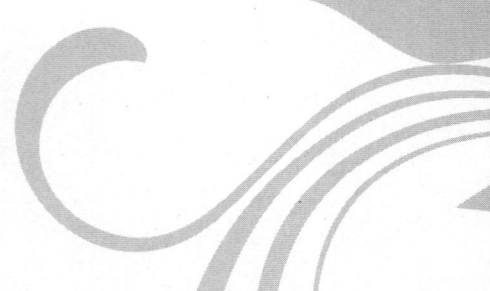

⋙ HAARE

 ## HIBISKUS-HAARPACKUNG/-SHAMPOO

Hibiskusblütenpulver eignet sich hervorragend für die Haarwäsche. Man kann es im Reformhaus oder im Bioladen in Rohkostqualität als fertiges Pulver für Smoothies kaufen. Oder falls man selbst den wunderschönen Hibiskus im Garten hat, die Blüten sammeln und trocknen. Die getrockneten Blüten in der Kaffeemühle zu feinem Pulver zermahlen.

Je nach Haarlänge werden zwei bis fünf Esslöffel Hibiskuspulver mit heißem Wasser zu einem dicken Brei vermischt. Auf den Haaransatz wie Farbe auftragen und danach auf die ganze Haarlänge verteilen. Backpapier darüber wickeln und dann eine Badekappe, damit es hält. Eine halbe bis eine Stunde einwirken lassen. Man kann auch länger mit der Packung herumlaufen. Dann mit Wasser gut ausspülen, fertig. Obwohl das Hibiskuspulver eine rote Farbe hat, färbt es bei naturblonden Haaren nicht ab. Bei chemisch gefärbten blonden Haaren sollte man es vorsichtshalber zuerst an einer Strähne prüfen.

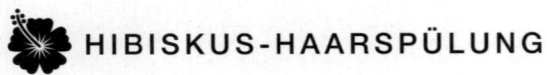# HIBISKUS-HAARSPÜLUNG

Einfach Hibiskustee im Beutel oder Hibiskusblüten aus dem Garten mit heißem Wasser überbrühen, 20 Minuten ziehen lassen und nach der Haarwäsche die Haare damit spülen, nicht mehr auswaschen.

ROGGENMEHL-SHAMPOO

Ich liebe diese Rezeptur. Sie ist günstig und sehr wirkungsvoll. Sie muss aber immer frisch vor der Haarwäsche gemacht werden. Dafür brauchen wir Roggenmehl, am besten in Bioqualität.

Je nach Haarlänge vier bis fünf Esslöffel Roggenmehl mit ca. 100 Gramm Wasser in einem Mixer gut durchmixen, bis sich Schaum bildet. Fertig ist unser Shampoo.

Gut in das nasse Haar einmassieren, abspülen und es noch einmal wiederholen. Bei langem, lockigem Haar ist es etwas schwieriger, das Shampoo ganz aus den Haaren herauszubekommen. Dazu Wasser in eine Schüssel geben und die Haare eintauchen, dann das Wasser wechseln. Die Prozedur zweimal wiederholen, beim dritten Mal etwas Apfelessig in das Wasser geben. Noch mal das Haar darin spülen. Fertig.

Trockenes Haar kann durch das Roggenmehl eventuell noch mehr austrocknen. Dafür habe ich eine gute Lösung gefunden. Einfach zwei Esslöffel Aloe-Vera-Saft zum Shampoo geben. Und wer noch etwas Duft möchte, kann zwei Tropfen ätherisches Rosmarinöl oder Zedernnussöl hineinmischen. Das wirkt noch zusätzlich anregend auf die Kopfhaut.

NEEM ZUR HAARPFLEGE

In der indischen ayurvedischen Medizin kennt man seit 2000 Jahren ein sehr breites Anwendungsspektrum für Neem, unter vielen anderen bei Anämie, Nesselsucht, Verdauungsstörungen und Schilddrüsenerkrankungen. Auch gegen Parasiten wird es viel verwendet, unter anderem gegen alle Arten von Eingeweidewürmern, auch gegen Kopfläuse und Hausstaubmilben.

Nach meiner Erfahrung eignet sich Neempulver erstaunlich gut als Haarpackung und wäscht das Haar auch sehr gut.

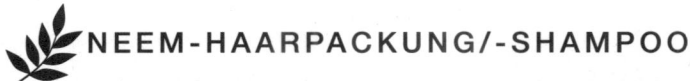

NEEM-HAARPACKUNG/-SHAMPOO

2 TL Neempulver

2 TL neutrales Henna

Heißes Wasser

(Diese Mengenangaben gelten für kurze Haare.)

Alles zu einem Brei verrühren. Zuerst auf den Haaransatz und dann auf die ganze Haarlänge auftragen. Mit Backpapier umwickeln und, damit es hält, eine Badekappe darüberziehen. 30 Minuten bis eine Stunde einwirken lassen und nur mit Wasser ausspülen. Zum Schluss mit einem Esslöffel Apfelessig auf einen Liter Wasser nachspülen.

WEITERE INDISCHE KRÄUTER FÜR DIE HAARE

Nach der guten Erfahrung mit Neem hat mich die Neugier gepackt und so habe ich eine ganze Reihe anderer indischer Kräuter ausprobiert. Inzwischen benutze ich gerne Triphala, Amrita, Brachma, Shikakai, Cassia, Amla, Tulsi und Ashwaganda für meine Haarpflege.

Ich kaufe die Kräuter gemahlen, mische sie wie im Neem-Rezept beliebig mit heißem Wasser, und fertig ist die Haarpackung bzw. das Shampoo.

⫸ NEUE GESICHTSMASKEN

 GESICHTSMASKE BEI TROCKENER, ANSPRUCHSVOLLER HAUT

1 TL Horny-Goat-Pulver

1 TL Macapulver

2 EL Fleisch einer reifen Avocado

½ TL Avocadoöl

2 Tropfen ätherisches Weihrauchöl

Alle Zutaten zu einem Brei verrühren.

Zuerst die Haut reinigen. Danach etwas Wasser mit einem Schuss Apfelessig vermischen und die Haut damit noch einmal abspülen. Die Maske auf Gesicht und Handrücken gleichmäßig auftragen und für 20 Minuten entspannen. Mit warmem Wasser abwaschen. Danach die Haut mit Mandelöl, in das man einen Tropfen ätherisches Geraniumöl gegeben hat, eincremen.

Diese Gesichtsmaske macht die Haut weich und geschmeidig.

ANREGENDE GESICHTSMASKE MIT ANTI-AGING-EFFEKT

1 TL Tribulus-Terrestris-Pulver

1 TL Sibirisches Ginsengpulver

1 TL Neempulver

4 cm reife Banane

1 TL Fleisch von einer reifen Kiwi

1 TL Mandel- oder Traubenkernöl

2 Tropfen Sanddornöl

Alle Zutaten zu einem Brei verrühren.

Zuerst die Haut reinigen. Danach etwas Wasser mit einem Schuss Apfelessig vermischen und die Haut damit noch einmal abspülen.

Die Maske auf Gesicht, Dekolleté und Handrücken gleichmäßig auftragen und für 20 Minuten entspannen. Mit warmem Wasser abwaschen. Danach die Haut mit Traubenkernöl, in das du je einen Tropfen ätherisches Myrrhe- und Karottensamenöl gegeben hast, eincremen.

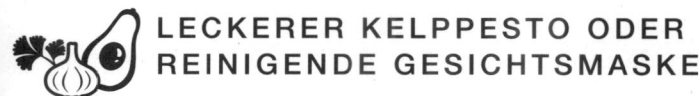

LECKERER KELPPESTO ODER
REINIGENDE GESICHTSMASKE

1 Avocado

½ Gurke

1 Bund Petersilie

2 TL Kelppulver

1 Knoblauchzehe

Alle Zutaten in den Mixer geben und glatt mixen. Dieser Pesto schmeckt gut und ist auch sehr gesund. Er hat eine antiparasitäre Wirkung und unterstützt unser Immunsystem. Er passt gut zu Salat, Rohkostbrot oder Pellkartoffeln.

Die gleichen Zutaten kann man für eine Gesichtsmaske verwenden, die ich besonders bei sommersprossiger und fleckiger Haut empfehle. Die Maske wirkt aufhellend auf die Haut und nährt sie mit hochwertigen Mikroelementen und Vitaminen.

Zuerst die Haut reinigen. Danach etwas Wasser mit einem Schuss Apfelessig vermischen und die Haut damit nochmals abspülen.

Die Maske auf Gesicht und Handrücken gleichmäßig auftragen und für 20 Minuten entspannen. Mit warmem Wasser abwaschen. Danach etwas Sheabutter und Kokosöl mit einem Tropfen ätherischen Zitronenöls in der Hand mischen und eincremen. Das Zitronenöl nimmt den Knoblauchgeruch auf der Haut und hat zusätzlich einen aufhellenden Effekt. Aber bitte Vorsicht: Zitronenöl nicht im Sommer verwenden bzw. nach der Anwendung zwölf Stunden nicht in die Sonne gehen, da die Haut sonst schnell einen Sonnenbrand bekommt.

>>> ANWENDUNGEN MIT ÄTHERISCHEN ÖLEN

Als ein weiteres wert- und wirkungsvolles Mittel für die Erhaltung einer jungen, schönen Gesichts- und Körperhaut empfehle ich natürliche ätherische Öle. Hier sind ein paar Mischungen, die ich selbst gerne verwende.

FÜR REINE SCHÖNE HAUT, GEGEN ALTERSFLECKEN

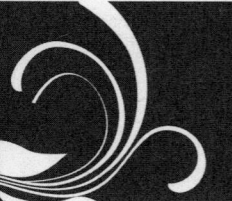

5 Tropfen Ylang-Ylang-Öl

5 Tropfen Weihrauchöl

10 Tropfen Jojobaöl

Diese Mischung wird zwei- bis dreimal täglich aufgetragen. Optional kann man noch ein paar Tropfen Lavendelöl dazunehmen.

»Altersflecken« können auch ein Zeichen dafür sein, dass der Körper von Pilzen befallen ist. Dagegen empfehle ich die Antipilz-Diät (siehe nächstes Kapitel).

 ## HAUTVERJÜNGUNG, STRAFFENDE MISCHUNG

5 Tropfen Sandelholzöl

4 Tropfen Geraniumöl

3 Tropfen Lavendelöl

6 Tropfen Weihrauchöl

Mit 25 Millilitern Basis-Öl, zum Beispiel Jojoba-, Traubenkern- oder Mandelöl, vermischen. Das ergibt eine wunderbar riechende Mischung, die man sowohl für das Gesicht wie auch für den ganzen Körper verwenden kann.

DEN KÖRPER REINIGEN UND WIEDER SCHÖN WERDEN

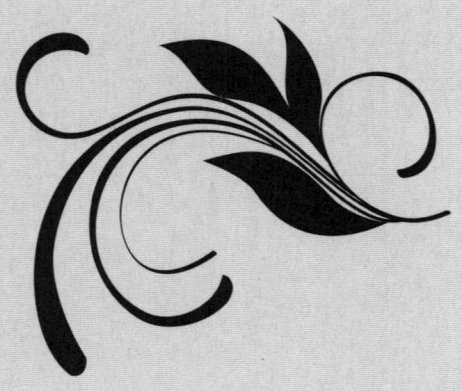

milliarden von Mikroorganismen in Tausenden von verschiedenen Arten besiedeln unsere Körper. In einem gesunden Körper leben sie in einer perfekten Symbiose. Das bedeutet, sie leben in gegenseitiger Abhängigkeit, sind nützlich füreinander und glücklich miteinander, so wie auch der Mensch dadurch gesund und glücklich ist. Wenn man natürlich lebt, das heißt im Einklang mit der Natur und den Naturgesetzen, sich bewusst und artgerecht ernährt, sich auch ebenso verhält und lebt, befindet sich alles in unserem Körper in Harmonie und Balance. Die Bakterien leben durch uns und wir durch sie. Sie bilden eine gesunde Mikroflora und sorgen damit für ein optimales Immunsystem.

PILZE UND PARASITEN

Beginnt der Mensch aber, gegen seine Art zu leben, die Naturgesetze zu missachten, seine Nahrung so zu verändern, dass sie nicht mehr seinen natürlichen Bedürfnissen entspricht, gerät alles aus dem Gleichgewicht, und der Körper fällt aus der göttlichen Ordnung ins Chaos. Die Balance zwischen pathogenen und »guten« Bakterien, die die gesunde Verdauung und den Stoffwechsel unterstützen, ist dann gestört. Das ergibt den idealen Nährboden für Pilze und Parasiten, die nun einfach ihre natürliche Arbeit aufnehmen, das heißt, das aus dem Gleichgewicht Geratene zu zersetzen. Ein Pilz- bzw. Parasitenbefall ist demnach immer die Folge eines unbewussten Lebens und von falscher, unnatürlicher Ernährung und Körperpflege. Pilze und Parasiten erscheinen erst dann, wenn sie auf gute Bedingungen treffen. Ein kranker Körper ist immer übersäuert. Genau das stellt das optimale Milieu für Parasiten dar und zieht sie an. Aus diesem Grund ist es für uns wichtig, das Säure-Basen-Gleichgewicht aufrechtzuerhalten, um gar nicht erst in dieses Dilemma zu kommen.

Sind Pilze und Parasiten einmal da, befallen sie langsam, aber sicher den ganzen Körper und schwächen das Immunsystem, begünstigen chronische Krankheiten, verursachen Organschäden und Störungen des Hormonhaushalts und bringen den Säure-Basen-Haushalt noch stärker aus dem Gleichgewicht.

Um den Körper gesund zu erhalten, ist es daher sehr empfehlenswert, mindestens einmal im Jahr eine dreimonatige Reinigungskur zur Prophylaxe durchzuführen und auch darüber hinaus die Lebens- und Ernährungsgewohnheiten zu überdenken, die den Körper in Chaos und Krankheit zwingen.

Wenn man zum Beispiel »nur« einen Nagelpilz hat, bedeutet das leider, dass bereits der ganze Körper von Pilzen befallen ist, und da, wo Pilze sind, sind auch andere Parasiten. Ist man bereits stark befallen, reichen oft die drei Monate Diät nicht, dann sollte man die Diät womöglich auf ein ganzes Jahr ausdehnen oder wenigstens so lange, bis die Symptome ganz verschwunden sind.

Pilze bilden extrem gesundheitsgefährdende Toxine und verursachen unzählige Symptome und chronische, auch lebensbedrohliche Krankheiten. Die folgenden Symptome können auf Pilze und Parasiten deuten, aber auch, und das muss hier unbedingt erwähnt werden, ganz andere Ursachen haben. Daher ist es ratsam, eine ärztliche Abklärung vornehmen zu lassen. Bei unerklärlichen Symptomen, für die dein Arzt keine Ursache finden kann, könnte es sich eventuell um Parasiten handeln. Schaue dich dann am besten noch zusätzlich nach Spezialisten um, die sich mit diesen Themen beschäftigen.

>>> MÖGLICHE ANZEICHEN FÜR PILZINFEKTIONEN (MYKOSEN)

>> Schuppige, juckende Haut

>> Sommersprossen

>> Leberflecken, Altersflecken

>> Viele Muttermale, auch schwarze Muttermale und schwarze Leberflecke können auf einen Pilzbefall zurückgehen.

>> Kopfhautschuppen, Schuppenflechte, Psoriasis

>> Nagel- und Fußpilz

>> Weiß belegte Zunge

>> Mundgeruch, übel riechender Körpergeruch

>> Häufige Infektionen

>> Allergien

>> Husten, Asthma

>> Chronisch verstopfte Nase

>> Heißhungerattacken, Sucht nach Süßigkeiten

>> Blähungen

» Aufgeblähter Bauch, besonders nach süßem Essen

» Durchfälle und Verstopfung in häufigem Wechsel

» Wiederkehrende Scheidenpilze

» Juckreiz am Darmausgang

» Juckreiz in den Ohren

» Ständiger Eisen- und Zinkmangel

» Chronische Müdigkeit

» Migräne

» Depressionen

» Augenschwäche

» Gelenkschmerzen

» Lebererkrankungen

» Krebserkrankungen

In meiner Familie haben wir die Erfahrung gemacht, dass nach einer konsequenten und dauerhaften Diät sogar Sommersprossen verschwanden, die vielleicht schon seit der Kindheit vorhanden waren. Und auch braune Leberflecke hellten sich auf oder verschwanden sogar ganz.

Haben sich Pilze im Körper eingenistet, kommen meistens auch noch Eingeweidewürmer, Papillomaviren, Warzen, Herpes und andere Viren und pathogene Bakterien dazu. Es ist nie etwas einzeln da, meistens ein ganzes Bündel. Führt man die reinigende Diät durch, befreit man seinen Körper nicht nur von Pilzen, sondern auch von jeder Menge anderer Parasiten.

PSYCHISCHE URSACHEN

Wir müssen begreifen, dass wir geistige Wesen sind, und bevor ein Symptom sich in unserem Körper manifestieren kann, ist es zuerst in unserer Psyche manifest. Daher sollten die psychischen Ursachen genauso gründlich behandelt werden wie die physischen.

Als psychische Ursache für Pilzbefall habe ich Angst festgestellt. Angst macht klein und verwundbar. Durch die Angst ist der Mensch offen für Manipulationen. Die beste Kontrolle über den Menschen erfolgt durch die Angst. Angst schwächt den Nierenmeridian und die Niere, sie blockiert den Energiefluss.

Ob begründete oder auch unbegründete Ängste, diese sollten immer transformiert und aufgelöst werden. Die Königin der Ängste ist die Angst vor dem Tod, ob vor dem eigenen oder dem Tod von geliebten Menschen.

ANGST AUFLÖSEN

Um die Angst aufzulösen, hilft es, ihr ins Gesicht zu schauen. Das bedeutet, wenn ich in mir die Angst spüre, mich innerlich dieser Emotion zuzuwenden. Wir geben der Angst zu verstehen: »Ich bin da, ich sehe dich. Ich schließe dich in meine Arme und bin für dich da.« Denn meistens sind es unsere abgespaltenen inneren Kinder und unsere Erinnerungen aus parallelen Inkarnationen, die die Angst verursachen. Nimm dich selbst in die Arme, atme in dein Herz-Chakra ein und sage zu dir selbst: »Ich erlaube mir jetzt, dass mein Herz sich mit der Urliebe erfüllt. Ich bin in Liebe.« Erkenne, es kann dir nichts passieren, du bist ein ewiges und unendliches göttliches Wesen. Es gibt keinen Tod, es gibt nur den Übergang in die feinstoffliche Welt, nach Hause. Alle Menschen, die auf der Erde gestorben sind, werden in demselben Moment im Himmel geboren. Fürchte nicht den Tod. Fürchte dich vielmehr davor, in Angst, ohne Sinn und ohne Liebe zu leben.

HEILENDE AFFIRMATIONEN

» Da, wo ich bin, herrscht immer Frieden.

» Ich bin immer sicher und beschützt.

» Ich schütze mich selbst durch meine bedingungslose Liebe und Fürsorge.

» Ich bin ein ewiges göttliches Wesen.

>>> MÖGLICHE SYMPTOME BEI WURMBEFALL

>> Hautausschläge

>> Akne

>> Dunkle Augenringe

>> Sehr bleiche Haut

>> Bläuliche Lippen

>> Chronisches Erschöpfungssyndrom

>> Zähneknirschen

>> Zahnfleischbluten

>> Übelkeit

>> Juckreiz am Darmausgang

>> Heißhungerattacken, Sucht nach Süßigkeiten

>> Blähungen, Vollgefühl

>> Aufgeblähter Bauch, besonders nach süßem Essen

>> Durchfälle und Verstopfung, in häufigem Wechsel

>> Reizdarmsyndrom

» Starker Gewichtsverlust trotz guter und gesunder Ernährung

» Mangelerscheinungen

» Übergewicht

» Gelenk- und Muskelschmerzen

» Lebererkrankungen

» Chronische Erkrankungen

» Anämie

» Gefühlsschwankungen, Depressionen

» Vergesslichkeit, Konzentrationsstörungen, unklares Denken

» Unruhe, Nervosität und Angstzustände

» Geschwächtes Immunsystem

» Häufige Erkältungen, Husten

» Menstruationsbeschwerden

DIE HÄUFIGSTEN INFEKTIONSQUELLEN

» Mangelnde Hygiene

» Besonders bei Kindern durch verunreinigtes
Spielzeug oder durch infizierte Spielkameraden

» Haustiere

» Reisen in exotische Länder

» Rohe oder halb rohe Fleisch- und Fischgerichte
wie Sushi oder Carpaccio

» Ungewaschene Rohkost, zum Beispiel in Boden-
nähe wachsende Waldbeeren, Wildkräuter, Pilze
und anderes

» Fäkaliengedüngtes rohes Gemüse, Obst oder Salat

PSYCHISCHE URSACHEN
FÜR WURMBEFALL

Die psychische Ursache für Wurmbefall liegt in zu starker
Anpassung. Wir passen uns zu sehr an etwas an, was
uns aber nicht wirklich passt, und wir erlauben dadurch
anderen Menschen, uns zu manipulieren, umzustimmen
und von unserem eigenen Lebensweg abzubringen.

Kinder müssen gehorchen, man verlangt es von ihnen.
Gerade die braven, gehorsamen Kinder bekommen
öfter Würmer als die nicht so braven.

Es geht darum, sich wieder auf seine innere Wahrheit einzustimmen, seinen rechtmäßigen Platz im Leben einzunehmen und vor allem sich als wertvoll und liebenswert anzusehen und sich einfach so zu lieben, wie man ist.

Vielleicht versucht man, durch Anpassung und Unterwerfung mehr Liebe von außen zu gewinnen. Dabei ist die Liebe in uns. Wenn wir nicht bereit sind, uns selbst zu lieben, so können wir auch keine Liebe von außen erwarten. Wir erhalten nur das, was wir selbst innerlich sind und was wir aussenden.

HEILENDE AFFIRMATIONEN

>> Ich liebe mich selbst.

>> Ich darf so sein, wie ich bin.

>> Ich bin wertvoll und wundervoll.

>> Ich gehe meinen Weg.

>> Ich führe mein Leben in Wahrheit.

>> Ich folge meiner Wahrheit.

>>> PAPILLOMAVIRUS
UND WARZEN

Papillomaviren, Warzen, Stielwarzen, sie alle breiten sich nach und nach im Körper aus. Falls man sie hat, sollte man unbedingt Körperpeelings und Trockenbürsten vermeiden, denn dadurch verteilt man sie noch weiter auf der Haut. Hat man sie auf der Haut, hat man sie auch innen im Körper. Sie befallen nämlich auch die Organe. Deswegen ist die Diätzeit so wichtig, um diese Parasiten zu schwächen und das Immunsystem zu stärken.

PSYCHISCHE URSACHEN

Nichts entsteht in unserem Körper, was nicht bereits in unserem Geist vorhanden ist. Auf der psychischen Ebene zeigen uns Papillomaviren & Co., dass wir uns selbst ablehnen und dadurch die eigene Kreativität unterdrücken. Man traut sich nicht, das zu tun, was man tun möchte, zum Beispiel: Dinge selbst erschaffen. sich Zeit für sein Hobby nehmen, Dinge auf eigene Faust unternehmen, ohne zu warten, dass jemand mitmacht. Dass man sich selbst und seine Wünsche unterdrückt, entsteht meistens aus dem Gefühl heraus, nicht gut genug zu sein. Man vergleicht sich mit den anderen und fühlt sich dann nicht begabt genug, etwas selbst zu erschaffen. Dieses Verhalten zwingt uns in einen Opferzustand hinein. Den Weg wieder heraus findet man, indem man beginnt, sich eigenständig seine Wünsche zu erfüllen, zu sich selbst zu stehen und nach und nach innerlich der Mensch zu werden, der man schon immer sein wollte.

HEILENDE AFFIRMATIONEN

>> Ich nehme mich selbst an, so wie ich bin.

>> Ich stehe zu mir.

>> Ich erlaube mir, mir Zeit für mich zu nehmen und meine Kreativität fließen zu lassen.

>> Ich erkenne, dass mein Leben durch mich entsteht.

>> Ich nehme mein Leben an, so wie es ist.

>>> EINE PARASITÄRE LEBENSWEISE VERMEIDEN

In unserem Leben ernten wir immer das, was wir aussäen. Führen wir selbst eine parasitäre Lebensweise, bekommen wir nach dem Gesetz des Ausgleichs das zurück, was wir säen. Hier sollten wir unser Leben anschauen und überdenken. Frage dich einmal in aller Ehrlichkeit: »In welchen Lebensbereichen trete ich selbst wie ein Parasit auf? Auf wessen Kosten lebe ich, materiell und energetisch? Zerstöre ich womöglich durch meine Lebensweise das Leben von anderen Lebewesen? Was hinterlasse ich der Erde, wenn ich wieder weg bin?«

»»» SICH VON ALTEM LÖSEN

Heilung bedeutet, sich zu verändern: seine Ansichten, Gedanken, Handlungen, seine Lebensweise und die Ernährung.

Um diese Veränderungen zu schaffen, müssen wir uns zuallererst von dem Alten trennen, von allem inneren und auch äußeren Ballast und destruktiven Verhaltensmustern.

Veränderung beginnt immer bei der inneren Einstellung und unseren Gedankenmustern. Frage dich: Um was kreisen meine Gedanken? Was habe ich für Gedankenmuster? Es braucht viel Willenskraft, um diese zu verändern.

Darum schreibe ich meine Ziele auf und halte sie so schriftlich fest. Ich schreibe auch Affirmationen, die mich unterstützen. Ich programmiere mich selbst auf das, was ich sein und leben möchte. Dafür kann man die Affirmationen auf einen Tonträger aufnehmen und sie statt Radio und Nachrichten anhören.

Ich trage ein Aquaband, das mich jede halbe Stunde daran erinnert, meine Aufmerksamkeit auf meine Ziele zu lenken, mich aufzurichten, das Gesicht zu entspannen und Wasser zu trinken.

Ich löse mich von Altem, indem ich auch meine Umgebung entrümple. Es hilft mir, mich innerlich besser zu ordnen, und erschafft neue, frische Energie in meinen Räumen.

DIE REINIGUNGSKUR BEI PILZ- UND PARASITEN-BEFALL

Ohne konsequente Diät ist es nicht möglich, den Körper von Pilzen und Würmern zu befreien. Denn diese werden so lange überleben, solange wir sie füttern, ob physisch oder geistig.

Als ich das erkannt habe, habe ich beschlossen, einen Ernährungsplan für mich zusammenzustellen, um meinen Körper wieder in Ordnung zu bringen. Dazu gehören auch ein mentales Training und die materielle Entrümpelung meines Hauses, was ich während dieser Diät durchführe.

Die Reinigungskur sollte mindestens drei Monate lang konsequent durchgeführt werden. Und vielleicht sollte man sich danach fragen, ob man diese gesunde Lebensweise nicht einfach für immer beibehalten möchte – weil sie so gutgetan hat.

ÜBER DIE GANZE DURCHFÜHRUNGSZEIT HABE ICH FÜR MICH DIE FOLGENDEN REGELN AUFGESTELLT:

>> Zwei Liter reines Wasser am Tag trinken, um die Zellen von Toxinen zu befreien. Sich körperlich mehr bewegen, als man es sonst vielleicht tut. Bewegung hilft, Staus und blockierte Flüsse zu

lösen, denn überall dort im Körper, wo sich etwas staut, sammeln sich die Parasiten. Wenn du nicht unbedingt sehr sportlich bist, dann geh wenigstens spazieren, nimm die Treppe statt den Aufzug und mache täglich Kniebeugen, am besten nach der Anzahl deiner Lebensjahre.

» Möglichst jeden zweiten Tag ein entschlackendes Bad nehmen, und wenn die Möglichkeit besteht, in die Sauna gehen. Das hilft noch stärker, die Toxine zu lösen und die Parasiten zu vergraulen.

» Und etwas ganz Wichtiges: Wäsche, Socken und Bettwäsche bei mindestens 60 Grad Celsius waschen und bügeln, um sie zu desinfizieren.

» Sich für positive Gedanken öffnen. Öfter lächeln, gelassen sein. Für die gesamte Zeit auf Medienkonsum verzichten. Dadurch neue Gedankenmuster kreieren.

» Die Wohnräume sowie den Arbeitsplatz von unnötigen Dingen entrümpeln. Auch den PC von überflüssigen Informationen befreien.

» Sich für Neues öffnen, kreativ sein und in Liebe sein. Sich Wünsche erfüllen. Sich künstlerisch ausdrücken.

» Eine parasitäre Lebensweise vermeiden. Nach Alternativen im Leben suchen, damit man mit der eigenen Lebensweise weder die Mitmenschen noch die anderen Lebewesen noch die Welt belastet. Im Einklang mit der Natur leben.

Man muss wissen, dass die Parasiten auch durch die Luft, den Speichel, die Haut usw. übertragen werden. Wir können uns also bei unserem Partner und anderen Familienmitgliedern aufs Neue infizieren. Daher ist es hilfreich, wenn alle Familienmitglieder dieses Programm gleichzeitig mitmachen.

Falls man Haustiere hat, sollten sie auch unbedingt entwurmt werden. Besprich das am besten mit deinem Tierarzt.

Die Parasiten sind ganz besonders in der Nachtzeit aktiv, und um sie wirklich loszuwerden, müssen wir verstehen, dass es für uns nicht gerade günstig ist, sie am Abend zu füttern. Was bedeutet, dass jedes Essen, das nach 17 Uhr (Sommerzeit 18 Uhr) aufgenommen wird, Futter für sie darstellt. Sie werden gestärkt und unser Immunsystem geschwächt.

Deswegen achte ich immer darauf, dass ich spätestens um 17 Uhr zu Abend esse, und danach erlaube ich mir nur noch zu trinken. Ich weiß, es ist nicht immer einfach durchzuführen. Man muss schon am Tag vorher richtig planen, um für das frühere Essen am Abend zu sorgen.

Die Mühe lohnt sich, denn nach dem Ende dieser Diät fühlt man sich deutlich besser. Ein Nebeneffekt ist auch, dass man erholsamer schläft und morgens meistens ohne Tränensäcke aufwacht, sondern man sieht frisch und ausgeruht aus. Das zeigt, dass spätes Essen uns gar nicht guttut.

>>> KONSEQUENTE ANTIPILZ- UND ANTIPARASITEN-DIÄT

Man beginnt die Diät mit einem sanften dreiwöchigen Darmreinigungsprogramm mit Leinsamen und Aloe-Vera-Saft bzw. Aloe-Vera-Gel. Es befreit den Darm von alten Ablagerungen, regt den Blutfluss an und versorgt die Zellen mit Nährstoffen.

SANFTE DARMREINIGUNG

Eine Woche lang mische ich 100 Milliliter Aloe-Vera-Gel und einen Esslöffel frisch gemahlene Leinsamen zusammen und trinke es als Frühstück. In der zweiten Woche erhöhe ich die Leinsamenmenge auf zwei Esslöffel und in der dritten Woche kommen drei Esslöffel Leinsamen zum Aloe-Vera-Gel.

Alternativ zur Aloe Vera kann man Gerstengrassaft oder Wasser nehmen. Mit Aloe wirkt es jedoch gründlicher, und ich finde, dass es sehr gut als Frühstück schmeckt.

Aloe Vera besitzt starke virenbekämpfende, antibakterielle und antimykotische Eigenschaften und stärkt das Immunsystem. Sie verbessert die Zellatmung. Dadurch werden eine Aktivierung des gesamten Stoffwechsels und eine Verbesserung aller Entgiftungsfunktionen erreicht.

Durch Candida-Pilzbefall entstehen jede Menge Toxine. Mit Unterstützung der Aloe Vera werden sie gebunden und danach ausgeschieden. Außerdem wird durch die regelmäßige Einnahme von Aloe Vera das bisher saure Darmmilieu basisch und somit dem Pilz die Lebensgrundlage entzogen. Aloe Vera und dieses Rezept sind also nicht nur für die Anti-Parasiten-Diät, sondern grundsätzlich zu empfehlen.

Und hier ist unser Diät-Plan, damit wir die Parasiten in uns nicht mehr füttern und unseren Körper zurückerobern.

WAS ICH WÄHREND DER DIÄT NICHT ESSE

» In den ersten drei Monaten vermeiden wir alle Getreidearten. Dazu gehören auch Reis, Quinoa, geschälte Hirse (Goldhirse), Vollkorngetreide, gepoppter Amaranth.

» Man verzichtet auf Bananen, Weintrauben, zu süßes Obst wie Mango und solche Gemüse wie Pastinaken oder zu süßen Kürbis, da sie viel Zucker und Stärke enthalten, die als Nahrung für die Parasiten dient.

» Auch auf Getreidemilch wie Reis-, Hafer-, Dinkelmilch und Ähnliches wird verzichtet.

» Selbstverständlich sollen alle verschimmelten Lebensmittel strikt gemieden werden. Und bitte die verschimmelten Stellen nicht nur abschneiden, da das ganze Lebensmittel bereits Pilzsporen enthält, sondern ganz wegwerfen.

» Auch Pilze aller Art sollten weggelassen werden, da sie die anderen Pilze im Körper vermehren helfen.

» Wir vermeiden ganz streng alles, was Hefe enthält wie Bier und Backwaren, denn das alles unterstützt nicht nur den Pilzbefall im Körper, sondern steckt uns immer wieder aufs Neue an. Ich würde überhaupt alle Lebensmittel mit Hefe für immer meiden. Dazu gehören auch Hefeflocken und Edelhefe, die häufig in Rohkostrezepten zu finden sind, sowie in vielen veganen Fleisch- und Käseersatzprodukten. Daher bitte genau die Zutaten lesen, am besten immer eine Leselupe in der Tasche haben, um die meist sehr klein gedruckten Zutatenangaben gleich beim Einkauf prüfen zu können. Wir sollten auch darauf achten, dass wir Gemüsebrühen mit Hefeextrakt unbedingt vermeiden, ebenso alle anderen Fertigprodukte, die Hefeextrakte aufweisen.

» Kefir, Joghurt, auch Sojajoghurt unterstützen ebenso das Pilzwachstum und bilden eine wunderbare Nahrung für die Würmer.

» Ganz schlimm ist Käse, besonders Schimmelkäse, er unterstützt den Pilzbefall und füttert die Würmer.

» Kartoffeln, Karotten, Rote Bete, zu süßer Kürbis – da diese viel Zucker und Stärke enthalten, lassen wir sie in den ersten drei Monaten lieber weg.

>> Auch alle Fleisch- und Fischprodukte und Milch-
erzeugnisse sollten nicht gegessen werden, da
sie übersäuern, verschleimen und somit die
Parasiten verbreiten.

>> Zucker, Honig, Süßstoffe, Agavendicksaft, Ahorn-
sirup, Reissirup, Trockenobst und sehr süßes Obst
und süße Gemüse lassen wir auch weg. Bei Trockenobst besteht generell die Ansteckungsgefahr
mit Schimmelpilzen.

>> Wir trinken keinen Alkohol und vermeiden Kaffee,
auch Getreidekaffee, weil sie übersäuern und das
Immunsystem schwächen.

>> Auch vermischtes Essen ist für uns ungünstig, da
es Gärprozesse im Darm verursacht: z. B. Nüsse
und Obst oder Obst mit Sojajoghurt.

WAS DARF MAN ESSEN

>> Selbstverständlich ist es wichtig, möglichst alle
Lebensmittel in Bioqualität zu kaufen. Es sollte in
unserer Welt so etwas wie »nicht bio« gar nicht
mehr geben.

>> Alle Gemüsesorten kann man roh essen bzw.
schonend dünsten.

>> Nicht zu süßes Obst – aber nur auf leeren Magen
und nicht zusammengemischt – kann am besten
morgens als Frühstück gegessen werden.

» Die Pilze im Körper mögen weder saures Obst noch saure Beeren. Darum bevorzugen wir nun eher Grapefruits, Zitronen, säuerliche Apfelsorten, Moosbeeren, Johannisbeeren, rote Granatäpfel. Kiwis enthalten ein Enzym, das Pilze abtötet, deswegen kann man sie ruhig öfter essen und auch für Gesichtsmasken und Körperpackungen verwenden.

» Linsen, Bohnen, Kichererbsen, Samen, Nüsse sind erlaubt. Und man darf in dieser Zeit sogar fermentierten Tofu mit Gemüse zubereiten. Aber nimm nur fermentierten Tofu in Bioqualität, er ist besser für den Körper verträglich und übersäuert nicht. Aber Vorsicht: Manche Tofu- und andere Fleischersatzprodukte enthalten Hefeextrakt. Daher sollten wir genau auf die Zutaten achten oder, noch besser, alles eigenhändig zubereiten. Hefeextrakte dienen als Geschmacksverstärker und sind häufig in Fertigprodukten zu finden.

» Man kann Buchweizen und Amaranth essen, da sie zu den Pseudogetreiden gehören. Aber Amaranth darf nicht gepoppt sein. Aus Amaranth und Buchweizen kann man viele leckere Gerichte kochen. Es gibt auch gekeimten Buchweizen zu kaufen, der noch besser verträglich ist. Man findet ihn bei den Rohkostprodukten.

» Goldhirse sollten wir nicht essen, dafür ist Braunhirse erlaubt. Es gibt zwar Braunhirsemehl oder -flocken fertig zu kaufen, aber davon rate ich ab, da sie bei längerer Lagerung ranzig und schimmelig werden können. Besser ist es, sich das Mehl immer frisch zu mahlen. Braunhirse kann man auch sehr gut roh essen. Beim Rohkostsortiment findet man bereits gekeimte Braunhirse, die noch besser verträglich ist.

» Im Bioladen gibt es Nudeln aus Kichererbsenmehl, falls man große Sehnsucht nach Nudeln verspürt. Ich koche sie oft für meine Kinder (siehe Rezeptvorschläge).

» Auch Konjaknudeln sind eine wunderbare Alternative, sie werden aus dem Mehl der Konjakwur--zel hergestellt, das frei von Kohlenhydraten und Kalorien ist. Es ist eine gute Wahl in der Diätzeit für alle, die nicht nur Gemüse essen möchten. Ich gebe die Nudeln in die Rohkostsuppe und lasse sie ziehen, dann schmecken sie auch als Rohkostgericht (siehe Rezeptvorschläge).

» Fermentierte Sojasauce und Miso.

» Auch Mandel-, Haselnuss-, Kokos- und Sesam-milch, alle ungesüßt, sind wunderbar. Im Prinzip kann man aus allen Nüssen und Samen eine Milch herstellen (siehe Rezeptvorschläge).

» Maronen und Erdmandel sind zwar süß, aber bei der Diät erlaubt. Als Mehl sind sie hervorragend für alternative Süßigkeiten geeignet.

» Stevia und Xylit sind erlaubt, man sollte aber nicht übertreiben. Stevia besser als ganze gemahlene Pflanze verwenden statt des chemisch hergestellten weißen Steviapulvers.

>> Kokosöl esse ich jeden Tag, da es gegen Verpilzung hilft und superlecker schmeckt. Es ist auch das allerbeste Öl zum Kochen und Braten, das man unschädlich hoch erhitzen kann.

>> Gemüse wie Lauch, Blumenkohl, Broccoli, Weißkohl, Fenchel, Kohlrabi, Rosenkohl, Stangenbohnen, Buschbohnen, Sellerie, Grünkohl, Mangold, Zwiebeln, Rettich, Radieschen, Schwarzwurzeln, Spinat, frischer Mais sollten reichlich gegessen werden.

>> Topinambur ist ein hervorragendes Gemüse. Es wirkt verjüngend auf den Körper, da es die Telomerase verlängert. Daher einfach frischen Topinambur in die Salate reinraspeln.

>> Auch Avocado, Zucchini, Paprika, Aubergine, Artischocke, Tomate, Gurke sind wunderbare Lebensmittel zur Entgiftung des Körpers und für unsere Verjüngung und Schönheit.

>> Grüne Salate und Blätter, auch bittere, sind sehr wichtig und sollten reichlich auf dem täglichen Speiseplan stehen.

>> Ingwer, schwarzer Pfeffer, Chili, Meerrettich sind nicht nur gute Geschmacksverstärker, sie entwurmen außerdem unseren Körper auf natürliche Weise.

>> Sauerkraut und Sauerkrautsaft mit ihren natürlichen probiotischen Bakterien helfen unserem Darm, sich besser zu entleeren und sich von den Parasiten zu befreien (siehe Rezeptvorschläge).

» Nüsse und Samen darf man auch essen, sie sollten aber über Nacht eingeweicht werden. Da Samen und Nüsse oft verschimmelt sein können, lege ich sie zuerst für 20 Minuten in Salz- und Natronwasser ein.

» Nuss- und Samenmus.

» Gedörrte Leisamenkräcker, Sesamkräcker (Rohkostbrot). Beim fertigen Rohkostbrot bitte auf die Zutaten achten, da oft Datteln, Apfeldicksaft und Hefeflocken enthalten sein können. Man macht es besser selbst (siehe Rezeptvorschläge).

» Auch mit Algen, in verschiedenen Sorten, kann man wunderbare, sehr gesunde Gerichte zubereiten.

Knoblauch dürfen wir nicht vergessen. Er desinfiziert den Darm und ist daher ein hervorragendes, althergebrachtes Mittel gegen Würmer und Pilze. Außerdem reinigt er, neben vielen anderen guten Wirkungen, Leber und Gallenblase. Also reichlich verwenden. Ein Rezept für eine Knoblauch-Zitronen-Kur findest du im Kapitel »Rezepte für die Schönheit und die Verjüngung«.

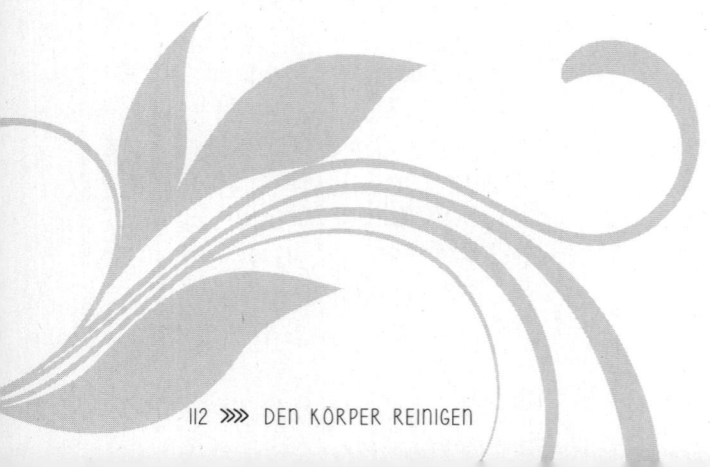

HYGIENE

Am Anfang meiner Kur achte ich ganz besonders auf Hygiene. Das bedeutet, öfters die Hände zu waschen und die Fingernägel schneiden. Bettwäsche, Socken und Unterwäsche sollten bei mindestens 60 Grad Celsius gewaschen werden. Danach noch dampfbügeln, um die restlichen Keime abzutöten, denn manche von ihnen überleben die 60 Grad Celsius. Socken und Unterwäsche sollten täglich gewechselt werden und auch die Bettwäsche öfter als üblich. Bei starkem Pilz- und Wurmbefall setzt man ein spezielles Reinigungs- mittel ein, das Pilze und Viren wirklich abtötet.

Um die Badewanne zu putzen und für den Abwasch benutzt man Natron (Speisesoda), Essig oder Senfpul- ver. Obst und Gemüse immer gut waschen, 20 Minuten in Salz-, Soda- (Natron) oder Senfwasser liegen lassen. Auch Kräuter und besonders Wildkräuter 20 Minuten in Salzwasser (Steinsalz), Soda- oder Senfwasser le- gen, um Bandwürmer & Co. abzutöten. Auf einen Liter Wasser gibt man ca. ein bis zwei Teelöffel Salz, Soda oder Senfpulver. Obst und Gemüse kann man zur Des- infektion auch mit kolloidalem Silber besprühen, zusätz- lich hält es sich dadurch länger.

Kühlschrank und Geschirrspüler bilden wahre Brut- kästen für Schimmelpilze und Bakterien. Sie sollten regelmäßig desinfiziert werden. Und für die Lebens- mittel im Kühlschrank benutzt man am besten ver- schlossene Boxen.

LEBENSMITTEL ZUR NATÜRLICHEN KÖRPER-REINIGUNG UND FÜR DIE SCHÖNHEIT

Ich entscheide mich immer täglich intuitiv und je nach Zusammensetzung für das eine oder andere Lebensmittel. Und natürlich esse ich nicht alles auf einmal!

An Gewürzen bevorzuge ich: Ingwer, Kurkuma, Anis, Kreuzkümmel, Schwarzkümmel, Zimt, Cayennepfeffer, Kardamom, Meerrettich, Senf, Dillsamen, Fenchelsamen, Koriandersamen, Gewürznelke, Bockshornklee, schwarzen Sesam, Kürbiskerne und nicht zuletzt Knoblauch.

Auch frische Küchenkräuter wie Petersilie, Dill, Majoran, Thymian, Liebstöckel, Oregano, Basilikum, Bärlauch, Rosmarin, Salbei, Bohnenkraut, Schnittlauch, Wacholder, Muskat, Lorbeer, Pfeffer, Ysop, Pfefferminze, Lavendel sind wunderbar für eine leckere Schönheitsküche.

Gewürznelken kann man übrigens nicht nur zum Kochen verwenden, sondern auch lutschen. Das nimmt schlechten Mundgeruch. Als ich in meiner Jugend Pickel bekam, hielt mich meine Oma immer dazu an, mehrmals am Tag eine Nelke zu lutschen und sie dann zu zerkauen und zu schlucken. Und tatsächlich verbesserte sich mein Hautbild ganz erheblich.

Neben der Diät gibt es noch eine Menge anderer natürlicher Heilmittel, um den Parasiten in unserem Körper den Garaus zu machen.

Als Kinder bekamen wir zu Hause in Russland immer wieder Dill- und Fenchelsamen verabreicht. Wir erhielten einen Teelöffel voll in den Mund und dazu ein Glas Wasser, um die Samen hinunterzuschlucken. Es hieß dann, das sei gegen die Würmer. Bei meinen Kindern mache ich heute das Gleiche, und ich selbst nehme auch noch gerne regelmäßig Fenchel- und Dillsamen, da sie sehr gut gegen Blähungen helfen.

Nicht geröstete Kürbiskerne besitzen ebenfalls einen Anti-Wurm-Effekt. Ich mahle sie immer frisch und streue sie über Salate oder Suppen, was die Gerichte übrigens noch verfeinert.

Manche Gemüse wie Petersilienwurzel, Gurke, Knollen- und Staudensellerie, Avocado, Lauch, Zwiebel, Knoblauch und Schnittknoblauch sind wahre Putzmeister gegen die Parasiten in unserem Darm. Uns schmecken sie, aber den Parasiten überhaupt nicht.

Ich selbst esse täglich Gurke und lege auch öfter einen reinen Gurkentag ein oder ich esse einen ganzen Tag lang nur Gurke, kombiniert mit Staudensellerie, Avocado, Petersilie, Knoblauch und Kürbiskernen. Die Darmwürmer hassen diese Kombination.

Früher habe ich Knoblauch nicht vertragen. Das war ein Anzeichen dafür, dass meine Leber eine Reinigung dringend nötig hatte. Heute ist Knoblauch für mich kein Thema mehr, ich verwende ihn sogar sehr gerne.

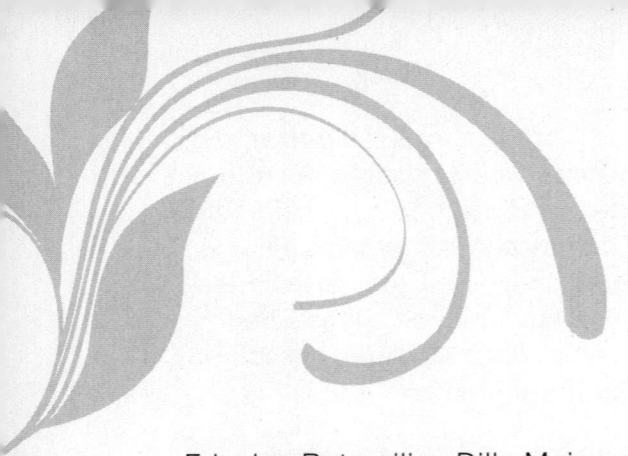

Frische Petersilie, Dill, Majoran, Thymian, Liebstöckel sind nicht nur wunderbare, leckere Küchenkräuter, sondern auch natürliche Mittel für die Schönheit und gegen Parasiten, zum Beispiel bei Würmern täglich ein Drittel Teelöffel Dillsamen mit Wasser oder Gerstengrassaft unzerkaut schlucken.

Auch Öle wie Zedernnuss-, Kokos- und Schwarzkümmelöl reinigen den Darm und vertreiben die unliebsamen Mitbewohner.

Zedernnussöl ist zu wertvoll, um es als Salatdressing zu verwenden. Man nimmt ein bis zwei Teelöffel pur, lässt es ein bisschen im Mund zergehen, bevor man es herunterschluckt. Zedernnussöl sollte nur am Tag genommen werden, da es neben seinen vielen anderen guten Eigenschaften eine sehr anregende und stimmungsaufhellende Wirkung hat. Bei einer abendlichen Einnahme könnte es uns leicht Einschlafschwierigkeiten bescheren.

Neem war schon im alten Indien als Wurmmittel bekannt. Es ist in der Lage, verschiedene Wurmarten und ihre Larven abzutöten. Man nimmt entweder täglich einen Teelöffel des Pulvers in Smoothies oder einen halben Teelöffel voll einfach mit Wasser schlucken.

Heidelberger's 7-Kräuter-Stern, als Tee getrunken, finde ich auch hilfreich bei der Kur und darüber hinaus. Der fertigen Mischung menge ich oft noch gemahlenen Bockshornklee und Süßholzwurzel bei.

Bockshornklee ist nicht nur zum Würzen der Speisen gut, sondern besitzt auch viele gesundheitsfördernde Eigenschaften. Er stärkt Blut, Lunge und Leber und hilft dem Körper, sich von Parasiten zu befreien. Außerdem fördert Bockshornklee den Haarwuchs. Man kann ihn als bereits gemahlenes Pulver oder als Samen kaufen. Die Samen lässt man keimen, um sie als Sprossen zu essen, oder man sät die Samen im Garten aus und verwendet später die ganze Pflanze zu Salaten.

Süßholzwurzel hilft gegen das Papilloma-Virus und gegen Warzen. Man kann daraus einen Tee machen oder sie einer Teemischung beifügen oder einfach ein Stückchen Süßholz lutschen. Kinder mögen es gerne, da es süß schmeckt. Der Sirup aus der Wurzel wird als Süßmittel verwendet.

Warzen und auch Alterswarzen lassen sich äußerlich gezielt mit unverdünnten ätherischen Ölen bekämpfen. Besonders geeignet sind Weihrauch- und Teebaumöl. Beide sind für ihre gute Wirkung bekannt. Zweimal täglich die Warzen damit betupfen. Um herauszufinden, welches Öl bei dir persönlich besser wirkt, kannst du beide Öle jeweils nur an einer bestimmten Warze ausprobieren. Das heißt zum Beispiel, immer nur Teebaumöl für die eine ganz bestimmte Warze und immer nur Weihrauchöl für eine andere ganz bestimmte Warze nehmen. Zuerst werden die Warzen schwärzer, sie können sogar während ein paar Tagen etwas größer werden, sich etwas entzünden, und dann beginnen sie, von außen nach innen auszutrocknen, und fallen nach ca. drei Wochen ab. Zusätzlich kann man sie noch mit Aloe-Vera-Saft betupfen und die Aloe Vera auch innerlich einnehmen.

Nativem Biokokosöl sollte ein Ehrenplatz in unserer Ernährung eingeräumt werden. Es hat durch die in ihm enthaltene Laurinsäure eine immunstärkende, antimikrobielle und antiparasitäre Wirkung. Ich selbst esse täglich zwei bis drei Esslöffel. Es ist auch das beste Öl zum Erhitzen. Für die Körperpflege ist es ebenfalls eine gute Wahl, es macht die Haut samtig weich.

Als Ergänzung zu unserer Reinigungsdiät kommen auch Algen infrage. Man kann man zum Beispiel täglich bis zu 15 Chlorella-Algen-Presslinge oder zur Abwechslung Afa-Algen und Spirulina nehmen. Sie helfen dem Körper zusätzlich, Schwermetalle und Toxine zu binden und auszuleiten.

NATRON: EIN MITTEL ZUR ENTSÄUERUNG UND FÜR DIE SCHÖNHEIT

Natron oder auch Speisesoda ist ein wunderbares Mittel zur Entsäuerung des Körpers. Es bietet eine günstige und einfache Unterstützung ohne Nebenwirkungen, auch gegen die Parasiten im Körper. Viele sehr bekannte russische Ärzte und Professoren wie Alexander Ogulov, Ivan Neumyvakin und andere empfehlen eine tägliche Einnahme. Ich selbst nehme es auf jeden Fall während meiner Diät ein.

Dafür wird ein viertel Teelöffel Natron in einem Glas mit warmem Wasser aufgelöst und auf nüchternen Magen getrunken. Trinke Natronwasser niemals auf einen vollen Magen, immer nur nüchtern! Es neutralisiert den Magensaft, und der im Magen vorhandene Speisebrei kann dann nicht mehr optimal verdaut werden.

Ein weiteres bewährtes Rezept aus Russland ist das Natron- und Steinsalz-Bad. Ich finde, es lohnt sich, es auszuprobieren. Für ein Bad braucht man 500 Gramm Natron und zwei Kilogramm Steinsalz und badet darin 20 bis 30 Minuten. Es wirkt sehr reinigend und entsäuernd auf den Körper. Die Haut wird klar und schön. Altersflecken und Sommersprossen verbleichen.

Mit Wasser verdünntes Natron eignet sich auch als Körperspray statt eines Deos. Und Fußpilz oder Altersflecken kann man ebenfalls mehrmals am Tag damit besprühen.

ÄTHERISCHE ÖLE ZUM REINIGEN UND DESINFIZIEREN

Wie wir bereits wissen, verbreiten sich Parasiten, vor allem Schimmelpilze, auch durch die Luft. Darum sollten wir auch unsere Räume im Rahmen der Antiparasitenkur öfter desinfizieren. Das geht sehr gut mit ätherischen Ölen. Öl aus Zedernharz reinigt die Luft. Man kann es in einem Kalt-Vernebler verdampfen lassen oder ein paar Tropfen mit Wasser verdünnt in eine Sprühflasche geben und es als Raumspray benützen. Vor Gebrauch allerdings gut schütteln.

Monardaöl – etwas ganz Besonderes

Ein hervorragendes Mittel gegen Schimmelpilz ist das ätherische Öl der Wilden Bergamotte, bekannt als Monardaöl. Es wurde in Russland am schwarzen Schimmelpilz getestet, mit erstaunlichem Erfolg. Nach den Angaben russischer Ärzte ist es derzeit das einzige bekannte natürliche Mittel, das herausragende Wirkung besitzt. Um Räume zu reinigen, in denen man Schimmelpilze vermutet, benutzt man das ätherische Monardaöl als Raumspray: mit Waser verdünnen, in eine Sprühflasche geben und vor Gebrauch gut schütteln. Oder man gibt es als Zusatz in einen Kalt-Vernebler.

Für die innerliche Anwendung lässt sich aus den hübschen Blüten der Wilden Bergamotte (getrocknet oder frisch aus dem Garten) ein wohlschmeckender Tee zubereiten (Monardatee). Man kann die Blüten jedoch auch in Öl einlegen und ziehen lassen und das Öl den Speisen beigeben.

Für die äußerliche Anwendung mische ich Monarda als ätherisches Öl meinen Massageölen bei, beispielsweise schwarzem Thymianöl, das ergibt eine wunderbare Mischung für die fleckige, sommersprossige Haut und die Haut mit vielen Muttermalen.

Du kannst auch Kokosöl mit je ein paar Tropfen ätherischem Monardaöl und Oreganoöl mischen und den Körper damit eincremen. Deine Haut wird sich freuen, Warzen, Bakterien & Co. allerdings weniger.

Um die Ansteckung mit Fußpilz nach dem Besuch einer öffentlichen Sauna oder eines Schwimmbads zu vermeiden, empfiehlt es sich, Teebaumöl, vermischt mit Monardaöl, pur auf die Fußnägel und Fußsohlen aufzutragen.

Auch kolloidales Silber ist für die Desinfizierung der Haut und Raumluft eine gute Wahl. Man benutzt es allein oder mischt es mit ein paar Tropfen ätherischem Monardaöl, um die Wirkung noch zu verstärken. Mehrmals am Tag die Haut und die Räume besprühen.

Ganzkörpermasken

Eine Ganzkörpermaske aus Senfpulver mit ätherischen Ölen ist eine wirkungsvolle, äußerliche Anwendung gegen Parasiten. Senfpulver mit Wasser zu einer breiigen Masse verrühren und ca. fünf Tropfen Zedernnussöl dazugeben. Den Brei auf den ganzen Körper auftragen, von unten nach oben einmassieren und nach etwa fünf Minuten oder wenn es zu sehr brennt, auch früher abwaschen.

Eine Kombination von Senf und Natron ergibt ebenfalls ein hervorragendes Mittel für die desinfizierende Reinigung der Körperhaut. Senf und Natron 1:1 mischen, fünf Tropfen Weihrauchöl dazugeben. Die Masse auf die feuchte Haut von unten nach oben einmassieren, etwas einwirken lassen und abwaschen. Achtung, wenn man Stielwarzen auf der Haut hat, nicht reiben! Sonst verteilt man die Viren überall. Einfach mit der Masse betupfen. Zur Nachbehandlung kann man die Warzen mehrmals am Tag mit ätherischem Weihrauchöl betupfen.

Nach dieser gründlichen Hautreinigung Kokos- oder Zedernnussöl, vermischt mit ein paar Tropfen Weihrauch- und Myrrhenöl, auf die noch feuchte Haut auftragen. Auf 60 Milliliter Kokosöl ca. fünf Tropfen Weihrauch und fünf Tropfen Myrrhe geben.

Du hast nun eine ganze Menge Vorschläge erhalten. Jetzt heißt es, einfach ausprobieren und das, was dir am meisten zusagt, gezielt anwenden.

TEES

Lapacho-Tee ist ein seit Langem bekanntes Mittel gegen Pilzbefall, vor allem bei Candida. Man trinkt ein bis zwei Tassen am Tag.

Ein Ingwer- und Nelken-Tee wirkt ebenfalls sehr unterstützend. Dafür nimmt man einen Esslöffel gemahlenen Ingwer und einen Teelöffel gemahlene Gewürznelken und lässt es in einem Glas heißem Wasser 20 Minuten ziehen. Danach kann man den Tee trinken oder als Badezusatz verwenden. Den Tee in das Badewasser schütten und darin 15 bis 20 Minuten entspannen. Dabei darfst du immer wieder den Kopf mit offenen Augen ins Wasser tauchen, um auch die Pilze und Parasiten in Augen, Ohren usw. zu behandeln.

DAS ENDE DER REINIGUNGSKUR

Der dritte Monat der Kur ist zugleich die Aufbauphase. Man behält die gewohnte Diät bei, nimmt aber zusätzlich Mittel ein, die die Darmflora aufbauen und das Immunsystem stärken. Dazu gehören vor allem Gerstengrassaft und Flohsamenschalen. Auch probiotische Bakterien in Kapselform sind in dieser Phase günstig. Besonders wichtig ist es jetzt, sich genügend zu bewegen und Körper- und Bauchmassagen durchzuführen (siehe Kapitel »Russische Methoden der Jungerhaltung«).

Das Immunsystem sollte man noch zusätzlich durch Ruhe, Entspannung, positive Gedanken und häufigen Aufenthalt in der Natur stärken.

Es ist bekannt, dass alle Arten von Strahlung, sei es Elektrosmog, Mikrowellenstrahlung, künstliche elektromagnetische oder radioaktive Strahlung, unser Hormosystem angreifen. Die Folge davon ist unter anderem dickflüssiges Blut. Das wiederum begünstigt das Wachstum von Parasiten. Wir denken also weiterhin daran, immer genügend Wasser zu trinken und uns basisch zu ernähren.

Bei einem starken und schon lange vorhandenen Pilzbefall könnte eine Kur von drei Monaten nicht ausreichen. Dann sollte man die Diät so lange fortsetzen, bis sich der Pilz an den Fußnägeln ablöst und ein neuer Nagel wächst und bis die braunen Flecken und Warzen auf der Haut ganz verschwinden. Dies sollte nach spätestens zwölf Monaten der Fall sein.

Wenn man sich für eine solche Jahresdiät entschließt, hält man sich an den gleichen Ablauf wie oben beschrieben: drei Monate streng Diät einhalten, danach können wieder Karotten, Rote Bete, Kürbis, Wildreis, Vollkornreis, Quinoa, Goldhirse und Pellkartoffeln in kleinen Mengen dazu gegessen werden. Weiterhin antiparasitäre Gewürze und Samen verwenden. Wichtig ist vor allem, dass man über die ganze Zeit keinen Zucker, kein Trockenobst, keine Bananen und kein weißes Mehl, ebenso keine Hefe und keinen Alkohol zu sich nimmt.

Zum würdigen Abschluss der langen Reinigungskur empfehle ich dir, ein Heilritual durchzuführen. Bitte denke daran, dass du dich nicht nur durch die Diät, sondern auch energetisch von den Parasiten loslösen musst.

HEILRITUAL

SICH VON DEN PARASITEN IN LIEBE VERABSCHIEDEN

Dieses Heilritual lässt sich wunderbar im Freien an einem Flussufer durchführen. Besteht dazu keine Möglichkeit, macht man es in der Vorstellung.

Du stehst am Flussufer und schaust auf das Wasser, das vor dir plätschert. Du spürst deine Füße, du bist mit der Erde verbunden.

Du blickst in die Ferne auf die andere Seite des Flusses und sprichst laut folgenden Text:

»Seht ihr, am anderen Flussufer steht ein prächtiger Palast mit funkelnden Lichtern und voller Leben. Ein Fest wird dort gefeiert. In diesem Palast leben alle Pilze, Würmer, Viren, Bakterien, andere Krankheitserreger und Parasiten. Sie leben in Fülle und Freude.

Und ihr, ihr Parasiten in meinem Körper, geht dorthin, um mit euren Schwestern und Brüdern mitzufeiern, zu tanzen und zu schwingen und glücklich zu sein. Es gibt dort viel zu essen und zu trinken. Geht dorthin, denn ihr werdet erwartet. Ich lasse euch frei und wünsche euch Glück. Geht über das Wasser in euer Reich, und ich bleibe hier und nehme meinen Körper wieder in meinen Besitz.«

Sieh mit deinem inneren Auge, wie die Parasiten deinen Körper verlassen und über das Wasser von dir wegschwimmen.

Spüre die Reinigung und Befreiung deines Körpers.

Du bist frei, frei, frei.

Danke.

SCHÖNHEITSKÜCHE — LECKER UND GESUND

Wir sind das, was wir essen. Unser Essen kann uns schön und gesund machen, jedoch auch umgekehrt das Gegenteil bewirken. Manche Lebensmittel sind wahre Schönheits- und Gesundheitsmacher, die man sowohl zum Essen als auch für die Haut verwenden kann. In *Lumiras Schönheitsbuch* sind bereits einige zusammen mit den passenden Rezepten vorgestellt worden. Daran knüpfen wir hier jetzt an.

Nachdem wir das leidige und für unser Ziel Verjüngung und Schönheit jedoch äußerst wichtige Thema Parasiten & Co. eingehend behandelt haben, weißt du nun, mit welchen Produkten wir unsere ungeliebten Mitbewohner füttern und mit welchen wir sie aushungern können, und wahrscheinlich stellst du dir die Frage: Was darf man während der Anti-Parasiten-Diät eigentlich überhaupt essen? Oder noch dringlicher: Was kocht man für die Kinder, die weiterhin nach Brot, Pfannkuchen und Pizza verlangen? Wie bekocht man einen Ehemann, damit er nicht merkt, dass er gerade eine sehr strenge Diät befolgt?

Ich habe bereits sehr viele Rezepte für vegane Trennkost, besonders für vegane Rohkost kreiert, die du in meinem Buch *Gesund und jung durch richtige Ernährung* findest. Ich bekomme nun häufig verzweifelte Briefe von Frauen, die mir schreiben, dass ihre Ehemänner und Kinder diese Ernährungsweise strikt verweigern, und werde händeringend um gesunde Alternativen gebeten.

Also bin ich wieder kreativ geworden, was mir im Übrigen nicht schwerfällt, und habe nach Alternativen gesucht, die wirklich lecker schmecken und nicht unbedingt nur aus Rohkost bestehen.

Viele der folgenden Rezepte kann man roh oder gekocht zubereiten, die Zutaten und die Mengenangaben bleiben die gleichen.

Zum Backen von Fladenbrot, Pizza, Pfannkuchen und Kuchen gibt es eine ganze Reihe Alternativen zum herkömmlichen Getreidemehl wie Buchweizen- und Braunhirsemehl, Amaranth, Kichererbsen-, Lupinen-, Kokosmehl, Leinsamen-, Maronen-, Mandel-, Hanf- und Erdmandelmehl. Auch Sojamehl kann man gelegentlich verwenden, aber ich empfehle es wirklich nur selten, da Soja uns übersäuert. Lupinenmehl ist eine bessere Wahl, weil es basisch auf den Körper wirkt.

Kastanien- (Maronen-), Kokos- und Erdmandelmehl sind süß und eignen sich daher für süße Kuchen und Pfannkuchen. Sie sind bei der Anti-Parasiten-Diät erlaubt. Man kann diese Mehle jedoch auch mit einem neutralen Mehl mischen und daraus herzhafte Gerichte machen mit etwas süßlichem Geschmack.

Um Fladenbrot, Polenta und ähnliche Gerichte abwechslungsreich zuzubereiten, steht uns eine Riesenauswahl an Gewürzen und Gemüse zur Verfügung. Benutze auch deine Fantasie.

Für süße Speise nimmt man nur Obst und Beeren, die während der Diät erlaubt sind.

Als Bindemittel eignen sich hervorragend Flohsamenschalen sowie gemahlene Leinsamen, Agar-Agar und Johannisbrotkernmehl. Sie geben dem Teig eine feste Konsistenz wie mit Eiern.

Die folgenden Rezepte habe ich nicht nur an meiner Familie erprobt, sondern auch an »Normalessern«. Die Gerichte wurden jeweils mit großer Begeisterung aufgenommen und meist gleich nach dem Rezept gefragt. Ich möchte dir dazu noch ein kleines, aber sehr erfolgreiches Geheimnis verraten: Erzähle deiner Familie und deinen Gästen nicht schon vorher, dass das, was du gerade auf den Tisch gestellt hast, ohne Fleisch, ohne Mehl, ohne Zucker, Eier und ohne Butter ist. Erkläre auch nicht unbedingt, dass es vegan und sehr gesund ist. Stelle es einfach kommentarlos auf den Tisch oder sage einfach, dass du gerade etwas Neues ausprobiert hast. Du wirst sehen, es wird ein voller Erfolg. So kannst du deine Familie, besonders deine Kinder und deinen Mann, leicht und harmonisch auf die neue Ernährungsweise umstellen. Sie werden nichts vermissen, sondern werden froh sein, auch mal neue leckere Speisen vorgesetzt zu bekommen.

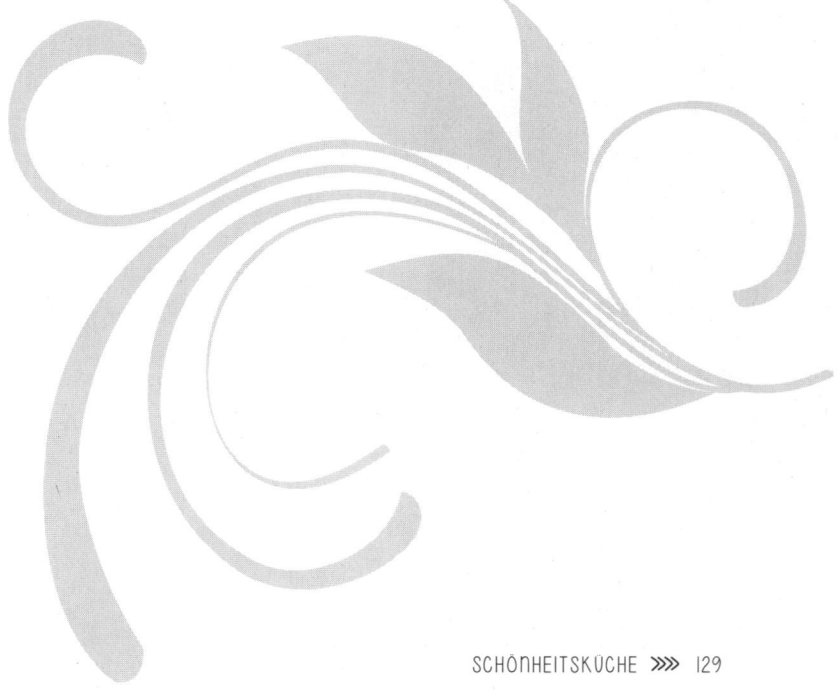

REZEPTE ZUR INSPIRATION

AMARANTH-BUCHWEIZEN-PFANNKUCHEN

100 g Amaranth

100 g Buchweizen

250 ml Mineralwasser mit Kohlensäure

1 EL geschmolzenes Kokosöl

1 TL Kristallsalz

½ TL Kurkumapulver

½ TL gemahlener Koriandersamen

1 TL getrocknete Küchenkräuter

1 Knoblauchzehe, ausgedrückt

Pfeffer

Amaranth und Buchweizen fein mahlen, dann alle anderen Zutaten zusammen zu einem Teig mischen. In einer Keramikpfanne mit Deckel in Kokosöl von jeder Seite ausbacken. Es dauert etwas länger als bei gewöhnlichen Pfannkuchen, und man darf sie nicht zu früh wenden, erst wenn der äußere Rand trocken ist. Sie schmecken ähnlich wie Kartoffelpuffer.

Man kann sie süß oder herzhaft machen. Für die herzhafte Variante nimmt man Pesto, Gemüsesaucen oder Tamari.

Für die süße Variante püriert man einen Apfel zusammen mit Kokosmus und gibt dazu etwas Mark von einer Vanilleschote (keinen Vanillezucker).

 ## ANTIWURM-FLADENBROT VON MAMA

Dieses Rezept stammt von meiner Mutter.

150 g Lupinenmehl

150 g frisch gemahlene Leinsamen

5 EL schwarzer Sesam

½ TL Kurkumapulver

½ TL Schwarzkümmel

200 ml Tomatensaft zum Vermengen (man kann auch stattdessen Wasser nehmen)

100 g Kürbiskerne

2 rohe Zwiebeln

1 Stück große Petersilienwurzel

Kristallsalz nach Geschmack

Zwiebeln und Petersilienwurzel in einem Mixer fein pürieren, dazu den Tomatensaft geben und mit den restlichen Zutaten zusammen zu einem Teig mischen. Der Teig muss fest sein, sich jedoch gut mit einem Spatel verstreichen lassen. Die Masse auf zwei Bleche ca. einen Zentimeter dick ausstreichen und mit dem Spatel vorschneiden. Im Backofen bei 150 Grad Celsius backen, bis sie fest, aber nicht trocken ist.

Wenn man keine Samen im Brot mag – Kinder mögen es oft nicht –, kann man sie auch vorher mahlen und dann in den Teig geben.

 ## KÜRBIS-SCHNITTE

600 g roher Hokkaidokürbis

2 Knoblauchzehen

¼ l Wasser

1 Tasse Lupinenmehl

1 EL Traubenkernmehl

3 EL Sesamsamen

3 EL Flohsamenschalen

½ TL Kurkumapulver

½ TL gemahlener Koriandersamen

Salz

Den Hokkaidokürbis kann man mit der Schale verarbeiten, damit spart man sich das aufwendige Schälen.

Den Kürbis klein schneiden und mit Wasser und Knoblauch fein pürieren. Die restlichen Zutaten dazugeben. Auf einem Blech ausstreichen, mit dem Spatel vorschneiden. Im Ofen bei 150 Grad Celsius backen, bis das Ganze fest, aber nicht trocken ist.

Die Kürbisschnitte schmeckt sehr lecker und ist eine gesunde Brotalternative. Statt Kürbis kann man auch beliebige Gemüse nehmen.

Schmeckt sehr gut mit frischem Salat.

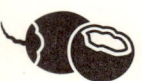 **SÜSSE SCHNITTE**

100 g Maronenmehl

100 g Kokosmehl

100 g feine Kokosflocken

Kristallsalz

3 EL Flohsamenschalen

500 g Hokkaidokürbis

¼ l Wasser

Der Hokkaidokürbis braucht nicht geschält zu werden.

Den Kürbis klein schneiden und mit Wasser fein pürieren. Die restlichen Zutaten dazugeben und zu einer Masse verarbeiten. Auf einem Blech ausstreichen, mit dem Spatel vorschneiden. Im Ofen bei 150 Grad Celsius backen, bis die Masse fest, aber nicht trocken ist.

APFEL-MOHN-KUCHEN MIT VANILLESAUCE

1 Tasse Mohnsamen

1 Tasse Wasser

1 Tasse Kastanienmehl

1 Tasse Kokosmehl

6 EL Kokosöl

3 große Äpfel

1 Scheibe Zitrone

Den Mohn mit Wasser vermischen und zwei Stunden quellen lassen. Zwei Äpfel und die Scheibe Zitrone mit Schale in den Mixer geben und ohne Wasser pürieren. Den übrig gebliebenen Apfel in ganz feine Stückchen schneiden. Alle Zutaten außer den Flohsamenschalen zusammen zu einem Teig mischen, zum Schluss die Flohsamenschalen dazugeben. Auf einem Blech mit Backpapier mit einem Spatel ausstreichen und vorschneiden. Im Backofen ca. 35 Minuten bei 160 Grad Celsius backen.

Für die Sauce: Püriere einen Apfel zusammen mit Kokosmus und gib dazu etwas Mark von einer Vanilleschote (keinen Vanillezucker).

Als Rohkostvariante: Die Masse ganz dünn auf Plexifolie mit einem Spatel ausstreichen und vorschneiden. Bei 42 Grad Celsius ca. acht Stunden dörren.

LEINSAMENPOLENTA

1 Stange Lauch

1 Karotte

2 EL Tomatenmark

1 Tasse Leinsamen

3 EL schwarzer Sesam

Salz

Pfeffer

Kreuzkümmel

Zitronenthymian

Koriander

Den Leinsamen mahlen. Das Gemüse putzen und klein würfeln, in der Pfanne mit etwas Kokosöl dünsten, würzen und mit dem Pürierstab pürieren. Den Leinsamen und schwarzen Sesam dazugeben. Auf einem Blech mit Backpapier ausstreichen und vorschneiden. Bei 150 Grad Celsius backen. Schmeckt hervorragend mit Avocadodip und frischem Salat.

 ## AVOCADODIP

1 Avocado

1 Bund Petersilie

1 Knoblauchzehe

Kräutersalz

Pfeffer

3 EL Saft einer ausgepressten Zitrone oder Limette

1 EL Leinsamenöl

Alle Zutaten zusammen in einem leistungsstarken Mixer pürieren, in ein Schälchen füllen und mit fein gehackten Kräutern dekorieren.

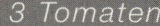

ROHE TOMATENSUPPE MIT KONJAK-NUDELN

3 Tomaten

1 Paprika

1 Karotte

2 Knoblauchzehen

Selleriesalz

Pfeffer

2 EL Olivenöl

Frische Kräuter

Die Konjak-Nudeln waschen, mit heißem Wasser übergießen und ziehen lassen.

Alle Zutaten im Mixer fein pürieren und in eine Salatschüssel geben. Die Konjak-Nudeln abtropfen und dazumischen. Zehn Minuten ziehen lassen. Mit frischen Kräutern servieren. Dazu passen Rohkostkräcker.

ROHKÖSTLICHE LEINSAMENKRÄCKER

1½ Tassen gemahlener Leinsamen

2 große Zucchini

2 Knoblauchzehen

Bund Petersilie

2 Tassen Wasser

Alles in einen leistungsstarken Mixer geben und zu einer glatten Masse verarbeiten. Da Leinsamen schnell aufquellen, gleich auf Backpapier oder auf Dörrfolie ca. drei Millimeter dünn ausstreichen und vorschneiden. Die Kräcker bei 42 Grad Celsius ca. sechs bis sieben Stunden dörren. Sie halten sich bis zu einem Monat im Kühlschrank und eignen sich hervorragend zum Mitnehmen.

 # SUPPE MIT BUCHWEIZEN UND GEMÜSE

½ Tasse Buchweizen

1 Zwiebel

1 Stange Staudensellerie

2 Zucchini

Petersilienwurzel

½ TL Kurkuma

1 Scheibe Ingwerwurzel

½ TL getrocknete Zitronenthymian

½ TL Kümmel

Steinsalz

Petersilie

1,5 l Wasser

Den Buchweizen zusammen mit Gewürzen und Salz ins Wasser geben und zum Kochen bringen. In dieser Zeit die Zwiebel schälen, klein schneiden und hinzufügen, die Petersilienwurzel waschen und in kleine Würfel schneiden und in die Suppe geben. Den Ingwer klein schneiden, dazugeben und zum Schluss die gewürfelten Zucchini beimischen. Leise kochen lassen, bis der Buchweizen gar ist. Die Petersilie fein hacken und die Suppe damit verfeinern.

KICHERERBSEN-NUDELN ALL'ARRABIATA

1 große Zwiebel

1 frische Chilischote

2 Knoblauchzehen

1 Glas oder 1 Dose gewürfelte Tomaten

2 EL Kokosöl

Kokosöl in die Pfanne geben. Die gewürfelten Zwiebeln, die klein geschnittene Chilischote und den gehackten Knoblauch hinzufügen und andünsten. Danach die gehackten Tomaten dazugeben. Mit Salz abschmecken.

Die Kichererbsen-Nudeln kochen und mit der Sauce servieren.

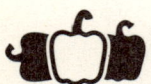 # GEFÜLLTE PAPRIKA

3–4 Paprikaschoten

1½ Tassen Buchweizen

3 Zwiebeln

3 Knoblauchzehen

3 Zucchini

1 Fenchel

2 EL schwarzer Sesam

5 Tomaten

½ TL Kurkuma

½ TL Zitronenthymian

Pfeffer

Kräutersalz

Basilikum

Oregano

Den Buchweizen waschen, mit der doppelten Menge Wasser kochen.

Zwiebeln, Knoblauch, Zucchini, Fenchel sehr klein schneiden. Die Paprikaschoten aushöhlen. Den oberen Teil der Paprika ebenfalls klein schneiden und mitverwenden.

Das Gemüse in einer Pfanne mit etwas Kokosöl, Salz und Kräutern leicht andünsten. Wenn das Gemüse leicht gar ist, kommen die klein geschnittenen Tomaten dazu, bei Bedarf noch einmal nachwürzen. Wenn der Buchweizen fertig ist, mit dem angedünsteten Gemüse vermischen und in die Paprika füllen. Die Paprikaschoten kommen bei 180 Grad Celsius für etwa 20 Minuten in den Ofen. Dazu passt sehr gut ein großer Salat.

# VEGANER BÄRLAUCH-FRISCHKÄSE

3 Tassen Bärlauch

1 Tasse eingeweichte Sonnenblumenkerne

½ Tasse Wasser

Steinsalz

Die Sonnenblumenkerne waschen und über Nacht mit Wasser bedecken. Am nächsten Tag das Wasser abgießen und die Kerne nochmals abwaschen. Zusammen mit Bärlauchblättern und Wasser mixen, mit Salz abschmecken.

Statt Sonnenblumenkernen kann man auch Hanfsamen, Kürbiskerne oder Zedernkerne nehmen.

VEGANER PINIENKERN-FRISCHKÄSE

2 Tomaten

2 Tassen Pinienkerne

2 Knoblauchzehen

Saft von einer Zitrone

1 Tasse Wasser

2 TL Chilipulver

Korianderkraut

Alles zusammen in einen Mixer geben und zu einer cremigen Masse mixen. Mit Korianderblättern dekorieren.

VEGANER PARANUSS-FRISCHKÄSE

300 g Paranüsse, über Nacht eingeweicht

Saft einer Zitrone

1 EL Bockshornkleepulver

150 ml Wasser

1 Prise Kristallsalz

Alle Zutaten in einen Mixer geben und fein pürieren. In ein Gefäß geben und mit Pfeffer aus der Mühle bestreuen.

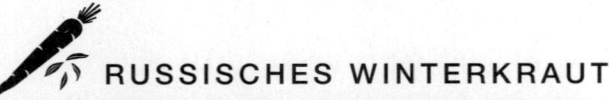

RUSSISCHES WINTERKRAUT

1 kg Weißkraut

0,5 kg Karotten

Ca. 15–20 g Steinsalz

½ TL Kümmel

Kraut und Karotten fein hobeln, in eine Schüssel geben und zusammen mit Steinsalz und Kümmel gut durchmischen und kneten, bis das Ganze weich und saftig wird.

Dann alles in einen Email- oder Glastopf geben, gut zusammendrücken. Mit einem Teller zudecken und den Teller mit einem Gewicht beschweren. Es beginnt ein Gärungsprozess, bei dem sich natürliche Milchsäurebakterien bilden, die das Kraut verarbeiten.

Nach circa vier bis fünf Tagen ist das Kraut fertig und schmeckt sehr gut als Salat. Man kann es aber auch mit etwas Öl und Pfeffer verfeinern und frische Kräuter darüberstreuen.

VERJÜNGUNGSSALAT

2 Topinambur

1 Zucchini

Leinsamenöl

2–3 Walnüsse

1–2 Knoblauchzehen

Prise Steinsalz

2 MS Kurkumapulver

Das Gemüse putzen und fein raspeln. Die Walnüsse klein hacken und Knoblauchzehen auspressen. Alles mit Öl, Salz und Kurkumapulver zusammenmischen.

 **HASELNUSSMILCH**

1 Tasse Haselnüsse

Wasser

1 Prise Steinsalz

½ TL gemahlene Steviablätter

Die gewaschenen Haselnüsse über Nacht in Wasser einweichen. Am kommenden Tag wird das Ganze im Mixer zerkleinert. Je nach Wassermenge ist die Konsistenz mehr oder weniger dickflüssig. Wenn gewünscht mit Salz und Stevia verfeinern.

Für kleine Kinder kann man die Milch durch ein Mulltuch sieben.

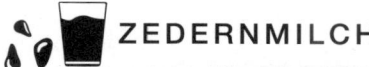 # ZEDERNMILCH

½ Tasse Zedernkerne

1 ½ Tassen Wasser

½ TL getrocknete Steviablätter

Prise Zimt

Prise gemahlene Vanille

Die Zedernkerne für vier Stunden einweichen, danach mit dem Wasser mixen. Mit etwas Stevia süßen und mit Vanille und Zimt verfeinern.

 # HANFMILCH

1 Tasse geschälte Hanfsamen

1 ½ Tassen Wasser

In den Mixer geben und pürieren. Das ergibt ein wunderbares gesundes, proteinhaltiges Getränk, das ganz besonders für Sportler und auch als Zwischensnack geeignet ist.

RUSSISCHE METHODEN ZUR JUNGERHALTUNG UND FÜR NEUE VITALITÄT

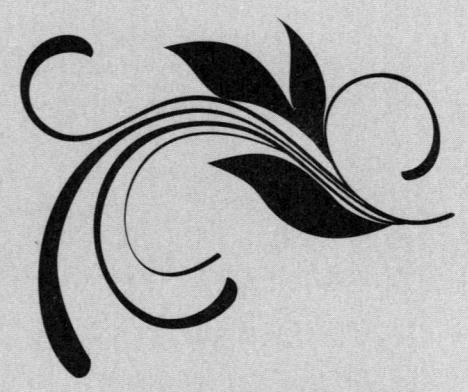

Unser Körper besteht zum größten Teil aus Flüssigkeit. Die lebenswichtigen Säfte in unserem Körper sind Blut, Lymphe und Zellwasser. Wasser befindet sich also überall, und wir brauchen es, um unseren Körper jung und vital zu erhalten. Wenn wir wenig Wasser trinken, uns wenig bewegen und unsere Säfte mit belastenden Stoffen verschmutzen, verstopfen wir unsere inneren Flüsse, sie werden schmäler, werden unrein. Flussstau bedeutet Ansammlung von Toxinen und Besiedlung mit Parasiten, was sich immer degenerativ auf unseren Körper auswirkt. Die feinsten Blutgefäße, die Kapillaren, verstopfen dadurch. Es heißt ja auch: Ein Mensch ist so alt wie seine Gefäße.

Im Folgenden möchte ich mehrere wirkungsvolle Techniken vorstellen, mit deren Hilfe wir unseren ganzen Körper wieder verjüngen können. Manche Techniken kenne ich aus meiner russischen Kindheit und wende sie schon lange an mir und meiner Familie an, andere habe ich vor einiger Zeit in Russland bei einer Fortbildung in einem medizinischen Zentrum in Moskau gelernt, das von Professor Alexander Ogulov geleitet wird. Ich habe bei ihm und anderen Spezialisten Seminare besucht und auch ein intensives Praktikum gemacht.

VISZERALE MASSAGE NACH PROF. OGULOV

Professor Ogulov beschäftigt sich seit dreißig Jahren mit alternativen Methoden, die er gezielt im Volkswissen gesucht hat. Eine dieser Techniken ist die viszerale Massage, vom lateinischen Wort viscus = Eingeweide, also auf Deutsch Bauchmassage. Diese hat Doktor Ogulov im Laufe seiner jahrzehntelangen Erfahrung verfeinert und zu einer ganzheitlichen Methode ausgearbeitet. Die vollständige Methode kann ich hier nicht wiedergeben, da es dazu einer medizinischen Ausbildung und eines umfassenden Praktikums bedarf.

Außerdem arbeiten die Ärzte im Moskauer Zentrum sehr erfolgreich mit solchen alternativen Methoden wie Schröpfen, blutigem Schröpfen, Gua Sha, Akupunktur, Moxa, Wickeln, Blutegeln, speziellen Massagen wie der russischen Honigmassage und der dynamischen Klatschmassage, mit Phytotherapie, Nahrungsergänzungsmitteln und Eigenbluttherapie. Sehr großer Wert wird auch auf die Anti-Parasiten-Kur gelegt, die du, liebe Leserin, lieber Leser, ja bereits kennengelernt hast.

>>> BAUCH-SELBSTMASSAGE

Hier findest du meine Variante der Bauchmassage zur Selbstanwendung. Ich kombiniere sie mit der geistigen Technik. Wir wissen ja inzwischen, wie mächtig die Kraft unseres fokussierten Geistes ist und dass es daher entschieden wirkungsvoller ist, nicht nur die Massagegriffe zu kennen und anzuwenden, sondern darüber hinaus mit dem Geist die Materie zu formen.

Für die Massage kann man ein Öl benutzen oder sie auf der trockenen Haut durchführen. Probiere aus, was für dich am angenehmsten ist. Das Streichen wird mit ganz sanftem Druck ausgeführt.

1. Lege deine Handflächen aneinander und reibe sie, um Wärme und Energie zu erzeugen. Stell dir dabei vor, wie sich zwischen deinen Händen goldenes Licht sammelt. Es ist das Licht aus der Urquelle, eine heilende Substanz der Urliebe.

2. Lege die Handflächen auf deinen Bauch. Schließ deine Augen und spüre nach innen. Nimm wahr, wie die heilende Energie jetzt in deinen Bauch hineinfließt und das gesamte Zellgewebe mit Liebe und Licht erfüllt. Spüre die Heilung, die dadurch sofort in dir entsteht.

3. Lege deine linke Hand auf den Solarplexus und kreise mit deiner rechten Hand langsam im Uhrzeigersinn – zehnmal. Sende die Gefühle der Liebe, Wertschätzung und Dankbarkeit an alle deine Organe im Bauch. Sieh mit deinem inneren Auge, wie das goldene Licht deine inneren Organe durchströmt und erneuert.

4. Lege deine Handflächen rechts und links auf den Rippenbogen und streiche sanft vom Solarplexus zur Taille hinunter – zehnmal. Konzentriere dich auf das Gefühl der Heilung und der Ganzheit.

5. Lege deine Handflächen rechts und links unter den Rippenbogen und streiche langsam vom Solarplexus zur Taille – zehnmal. Lass das Gefühl der Liebe in dir entstehen. Sende die Liebe ganz bewusst in deine Leber, Gallenblase, Bauchspeicheldrüse und Milz.

6. Lege deine rechte Hand auf den Solarplexus und die linke Hand auf den Bauchnabel. Kreise mit deiner rechten Hand langsam im Uhrzeigersinn – zehnmal. Sende ganz bewusst Liebe in deinen Magen. Sieh mit deinem inneren Auge, wie dein Magen mit Licht erfüllt wird. Spüre die Heilung.

7. Kreise mit deiner linken Hand langsam im Uhrzeigersinn um deinen Nabel – zehnmal. Sende ganz bewusst Liebe zu deinem Dünndarm. Sieh mit deinem inneren Auge, wie dein Dünndarm mit Licht erfüllt wird. Spüre die Heilung.

8. Lege deine linke Hand auf den Solarplexus und kreise mit der Hand im Uhrzeigersinn um den ganzen Bauch herum – zehnmal. Sende ganz bewusst Liebe zu deinem Dickdarm. Sieh mit deinem inneren Auge, wie dein Dickdarm von innen leuchtet. Nimm die Heilung an.

9. Lege die Hände rechts und links auf deine Taille. Mache kreisende Bewegungen mit beiden Händen und sende deine Aufmerksamkeit deinen Nieren. Erfülle sie mit deiner Liebe und Dankbarkeit.

10. Lege deine Hände rechts und links über das Schambein. Mache kreisende Bewegungen – zehnmal. Sende dabei deine Aufmerksamkeit zu deinen Geschlechtsorganen, der Blase und dem Harnleiter. Erfülle sie mit deiner Liebe und mit Dankbarkeit. Sieh sie im Licht.

11. Zupfe deinen ganzen Bauch durch.

12. Bedanke dich bei dir für die Zeit, die du dir für dich genommen hast. Lächle und sende dein Lächeln in alle deine Körperzellen.

13. Trinke gleich danach ein Glas warmes Wasser.

»» HONIGMASSAGE

Obwohl sie nicht vegan ist, möchte ich diese Methode doch hier vorstellen, weil ihre Wirkung so tief greifend ist und erstaunlich positive Ergebnisse bringt. Sie entschlackt das Gewebe bis in die Tiefe und verjüngt.

Es sollte nur hochwertiger Honig dafür verwendet werden. Kaufe ihn möglichst dort ein, wo du weißt, dass die Bienen gut behandelt werden. Als Ausgleich setze immer im Sommer im Garten oder auf deinem Balkon oder in der Umgebung solche Blumen, die die Bienen mögen.

Blütenhonig eignet sich am besten für die Massage. Man nimmt einen Teelöffel voll Honig auf die Handflächen und verteilt ihn auf dem ganzen Rücken. Man spürt dabei schon einen Widerstand, ein Ziehen auf der Haut. Danach die Handflächen auf die Haut legen und dann wieder lösen, es entsteht ein reißender Effekt. So die ganze Fläche abarbeiten. Dabei verwandelt sich der Honig in eine graue kaugummiähnliche Masse. Je verschlackter ein Mensch ist, desto mehr dieser grauen Masse bildet sich. Man wäscht die behandelte Fläche mit einem nassen Handtuch ab, trocknet die Haut ab und wiederholt die Prozedur noch einmal. Wenn du später das Handtuch in die Wäsche gibst, wirst du den typischen Geruch von Harnsäure wahrnehmen. Das sind die Schlacken, die durch diese Massage beseitigt wurden.

Die Honigmassage kann am ganzen Körper durchgeführt werden. Wo die meisten Schlacken sind, tut es auch am meisten weh, und es können sogar bei der ersten Massage blaue Flecken entstehen. Daher verzichte lieber darauf, eine Honig-Gesichtsmassage vor einer Hochzeitsfeier oder einem anderen festlichen Anlass durchzuführen. Mit der Zeit, wenn das Gewebe sich reinigt, bekommt man keine blauen Flecken mehr, dafür ein strahlendes Aussehen.

Die Honig-Gesichtsmassage wirkt fast wie ein Facelifting, sehr verjüngend und erfrischend. Die Haut ist hinterher weich und seidig und braucht keine zusätzliche aufwendige Pflege.

Männer mit einer Glatze können, um den Haarwuchs wieder anzuregen, die Honigmassage regelmäßig auf der Kopfhaut durchführen.

Nach jeder Honigmassage mindestens zwei Liter Wasser in den nächsten 24 Stunden trinken, um die in Bewegung gebrachten Schlacken auszuscheiden.

DYNAMISCHE KLATSCH-MASSAGE NACH GEORGY MAXIMOV

Vor gut 25 Jahren war Georgy Maximov noch Offizier. Dann erlitt er einen schweren Unfall, bei dem er sich die Wirbelsäule schwer verletzte. Er wurde nach allen Regeln ärztlicher Kunst behandelt und mehrmals operiert, aber nichts konnte ihm helfen. Er hätte sich mit einem Leben im Rollstuhl abfinden müssen – aber genau das tat er nicht. Er hörte von einer Frau im Altai, die solche hoffnungslosen Fälle wie ihn schon geheilt haben sollte. Seine Freunde brachten ihn zu ihr. Die Heilerin fragte ihn: »Möchtest du wieder laufen können?« Maximov erwiderte: »Ja!« Die Frau fragte weiter: »Bist du bereit, Schmerzen auszuhalten?« Maximov sagte: »Ja, ich bin für alle Schmerzen bereit.«

Er blieb mehrere Monate, stand die Behandlung bei ihr durch und konnte schließlich auf seinen eigenen zwei Beinen weggehen.

Die Heilerin hat ihn geschlagen, geschröpft, geschabt. Das alles war eine sehr schmerzvolle Angelegenheit. Maximov erzählte später, dass er mehrere Handtücher vor Schmerz völlig durchgebissen habe. Aber die Behandlung hat geholfen, und er wurde geheilt. Durch die starken Reizungen der Haut und durch das Schlagen hatten sich alle geschädigten Nerven und Muskelfasern regeneriert, und es kam zu einer Verjüngung der Gefäße und des gesamten Gewebes. Unglaublich, aber wahr!

Heute behandelt Georgy Maximov selbst mit dieser Methode. In den über zwanzig Jahren seiner Tätigkeit als Heiler hat er sie noch verfeinert und verbessert. Mit seiner offenen und herzlichen Art hat er bereits vielen Menschen geholfen. Auch ich habe mich von ihm behandeln lassen und muss zugeben: Diese Kur ist wirklich kein Sonntagsspaziergang. Ich war danach am ganzen Körper grün und blau, doch ich fühlte mich wie neugeboren.

Ich beschreibe hier die abgemilderte Form der Maximov-Methode, die ich einfach »Klatschmassage« nenne. Maximov selbst gibt sie seinen Patienten als Hausaufgabe mit auf den Weg.

⋙ SICH ABKLATSCHEN

Beginne dich an der rechten Schulter mit der linken Handfläche abzuklatschen. Bewege dich beim Abklatschen über deinen ganzen Arm und die Hand.

Klatsche deine linke Seite ab. Dann die Brust und den Bauch. Es ist gut, wenn jemand dir helfen kann und deinen Rücken abklatscht. Achtung: in der Nierengegend nicht klatschen.

Dann geht es weiter mit dem Po, rechte Hüfte und Oberschenkel. Linke Hüfte und Oberschenkel. Rechtes Knie und auch ganz gut hinten die Kniekehle abklatschen. Linkes Knie. Rechter Unterschenkel und Fuß, dann die linke Seite.

Dort am Körper, wo du Beschwerden hast, etwas länger anwenden. Alles zusammen dauert in etwa zehn Minuten.

Danach fühlt man sich wach und energievoll, und zwar ohne Kaffee!

Gleich nach der Massage warmes Wasser trinken.

GESICHT UND KOPF

Gesicht und Kopf werden nur ganz leicht mit den Fingern abgeklopft, hier sollte nicht geklatscht werden. Es sollte angenehm sein.

SCHRÖPFEN UND SCHRÖPFMASSAGE

Schröpfen ist im ganzen russischsprachigen Raum verbreitet. Es ist ein altbewährtes Hausmittel. Jede Hausfrau und Mutter kennt es und wendet es an. Wenn ich in meiner Kindheit Husten hatte, bekam ich immer Schröpfgläser auf den Rücken. Auch meine Kinder kennen es. Obwohl sie bereits groß sind, kommen sie zu mir zum Schröpfen, wenn sie Husten, Rücken- oder Muskelschmerzen haben. Schröpfen hilft wunderbar gegen Schmerzen und Verspannungen. Die Schröpf-massage bringt das Gewebe wieder in Fluss und entschlackt selbst tief liegende Gewebe.

>>> FEUERSCHRÖPFEN FÜR DEN RÜCKEN

Eine besondere Form ist das Feuerschröpfen. Man braucht dafür eine gewisse Übung. Ich finde es aber sehr gut für die Rückenmassage und wende es regel-mäßig bei meiner Familie an. Zusammen mit dem Feu-erelement ist die Schröpfwirkung noch tiefer. Zuerst wird die Haut gut eingeölt. Dann macht man eine kleine Fackel aus Watte und gereinigtem Brennspiritus und zündet sie an. Man geht mit dem Feuer kurz in das Glas hinein und stellt es nachher ganz schnell auf die Haut. Dadurch wird die Haut in das Schröpfglas gesaugt.

Ich setze die Gläser auf den ganzen Rücken rechts und links entlang der Wirbelsäule und lasse sie bis zu zwei Minuten stehen, dann ziehe ich die Gläser zur Seite, an den äußeren Rand des Rückens und beginne, mit zwei Gläsern entlang der Wirbelsäule von oben nach unten zu fahren. Durch die Bewegung lösen sich die Gläser immer wieder von der Haut ab, dann nehme ich die anderen Gläser, die noch angesaugt auf dem Rücken stehen. So massiere ich den ganzen Rücken durch, aber niemals direkt auf der Wirbelsäule, sondern daneben. Die Stellen am Rücken, an denen sich die meisten Verspannungen und Staus befinden, färben sich dunkelrot und blau. Was aber sehr gut ist, denn die durch die Massage entstehenden Hämatome wirken stimulierend und erneuernd auf diese Stellen. Mit der Zeit, bei wiederholten Anwendungen, bekommt man keine blauen Flecken mehr. Die Haut ist danach gerötet, aber am nächsten Tag wieder normal. Feuerschröpfen ist eine wunderbare Methode zur Verjüngung der Gefäße und des Gewebes. Man sieht es, die Haut wirkt wesentlich fester und jünger.

>>> VAKUUM-SCHRÖPFEN GEGEN CELLULITE UND FÜR DAS GESICHT

Vakuum-Schröpfgläser mit einer Gummiballpumpe sind einfacher zu handhaben als die Feuergläser. Es gibt sie in verschiedenen Größen. Man kauft sich am besten ein komplettes Set mit großen und kleinen Gläsern. Die ganz großen Gläser nimmt man zur Massage an den Beinen, an Po und Rücken und die kleineren benutzt man für Gesicht, Hals und Dekolleté.

ANTI-CELLULITE-MASSAGE

Die Haut zuerst einölen. Dann drückt man auf den Gummiball und stellt das Glas auf die Haut, es saugt sich gleich fest. Das Glas wird nun langsam hin und her bewegt und damit die Haut massiert. Je größer der Durchmesser, desto tiefer ist die Wirkung. An den Stellen mit den meisten Ablagerungen und Blockaden tut es auch am meisten weh. Man kann den Saugdruck dort erst etwas vermindern und dann langsam wieder verstärken. Den Po und die Oberschenkel besonders gut massieren. Achtung, nicht erschrecken: Beim ersten Mal kann es viele blaue Flecken geben. Der Anblick ist dann nicht gerade strandbadgeeignet. Auf die Dauer wird das Schröpfen jedoch immer schmerzfreier und wohltuender. Die Cellulite verabschiedet sich mit großer Geschwindigkeit, und die Haut wird wieder jung und straff.

GESICHT, HALS UND DEKOLLETÉ

Auch Gesicht, Hals und Dekolleté können geschröpft werden. Trage zunächst ein Öl auf. Danach beginne mit der Stirn. Sauge ein Schröpfglas nicht zu fest und fahre damit mit kreisenden Bewegungen über die Stirn. Sauge das Schröpfglas an der Schläfe fest und fahre damit am Ohr entlang, seitlich am Hals bis zum Schlüsselbein. Wiederhole es auf der anderen Seite. Fahre mit dem Glas von der Nase zum Ohr. Vom Mundwinkel zum Ohr. Vom Kinn zum Ohrläppchen. Das Gleiche dann auf der anderen Seite.

Setze ein Schröpfglas unter das Kinn und fahre damit am Unterkiefer entlang zum Ohrläppchen. Wiederhole es auf der anderen Seite.

Setze das Schröpfglas seitlich am Hals unter dem Ohrläppchen auf und führe es zum Schlüsselbein.

Am Dekolleté wird mit einem größeren Schröpfglas massiert. Sauge das Schröpfglas nicht zu fest an. Massiere mit kreisenden Bewegungen dein ganzes Dekolleté durch.

Die ersten Male die Massage nur kurzhalten, damit man sich keine starken Hämatome im Gesicht holt. Mit der Zeit kann man länger bleiben und bekommt auch keine blauen Flecken mehr.

Nach dieser Massage ist es sehr wohltuend, mit einem Eiswürfel über die Haut zu streichen. Die Haut fühlt sich gut durchblutet an, und du siehst danach zehn Jahre junger aus.

Denke auch daran, sofort ein ganzes Glas warmes Wasser zu trinken und auch über den Tag verteilt genügend Wasser zu trinken, damit der Körper die Schadstoffe ausscheiden kann.

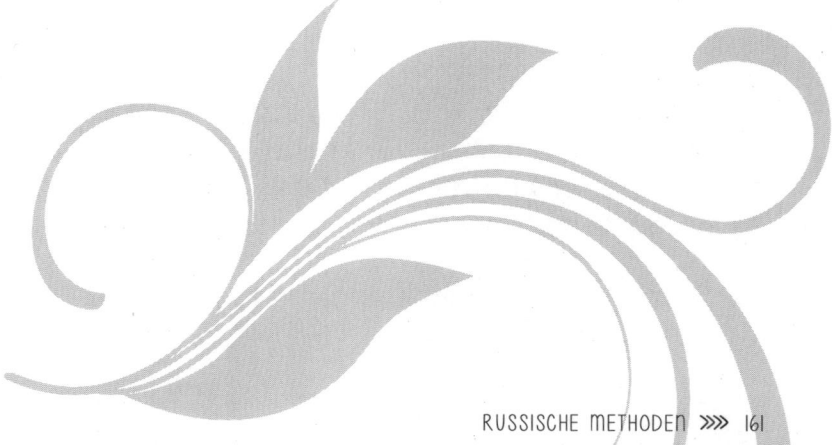

GUA SHA FÜR
DIE VERJÜNGUNG

Gua Sha gehört traditionsgemäß zur chinesischen Volksmedizin, die Methode ist aber auch in Russland sehr verbreitet. Sie wird angewendet, um Schadstoffe und Säuren aus dem Körper auszuleiten oder auch um Schmerzen zu lindern. Man schabt die Haut einfach mit einem Schaber, dadurch entsteht eine Rötung, die die Stoffwechselprozesse beschleunigt. Wie beim Schröpfen und bei der Honigmassage gilt auch hier: An den Stellen mit Staus und Blockaden wird die Haut rot und blau.

>>> GUA SHA FÜR GESICHT, HALS UND DEKOLLETÉ

Trage zunächst auf Gesicht, Hals und Dekolleté ein Öl auf.

Danach beginne mit der Stirn. Von der Mitte der Stirn wird Richtung Schläfe geschabt. Auch der Haaransatz und die Augenbrauen werden geschabt. Um die Augen und die Nase. Von der Nase zu den Schläfen. Um den Mund. Das Kinn. Von der Kinnmitte zu den Ohrläppchen. Den ganzen Hals, vorne und auch hinten. Vorne am Hals nur wenig Druck ausüben. Dann die Schlüsselbeine rechts und links. Und das gesamte Dekolleté.

Nach dem Gua Sha unbedingt Wasser trinken!

ZU GUTER LETZT:
EIN SATZ FRISCHE OHREN ...

Eine Ohrmassage kostet nicht viel Zeit. Man kann sie leicht in die tägliche Morgenroutine einplanen oder als Abschluss einer beliebigen anderen Massage vornehmen. Und sie ist sooo wohltuend ...

>>> OHRMASSAGE

Einfach die Ohrmuscheln mit den Fingern durchkneten. Dann leicht an den Ohren in alle Richtungen ziehen, auch an den Ohrläppchen, jedoch nur so, dass es noch angenehm ist. Diese kleine Massage macht lebendig und frisch. Wir aktivieren alle Akupunkturpunkte des Körpers und sorgen für die optimale Versorgung unseres gesamten Körpersystems. Der Körper belohnt uns dadurch mit Gesundheit und schönem Aussehen.

Man kann alle diese Methoden – Honigmassage, Klatschen und Gua Sha – abwechseln oder miteinander kombinieren. Die Bauchmassage empfehle ich jedoch wärmstens, täglich durchzuführen.

TIPP

FRAGEN DER LESERINNEN UND LESER VON LUMIRAS SCHÖNHEITSBUCH

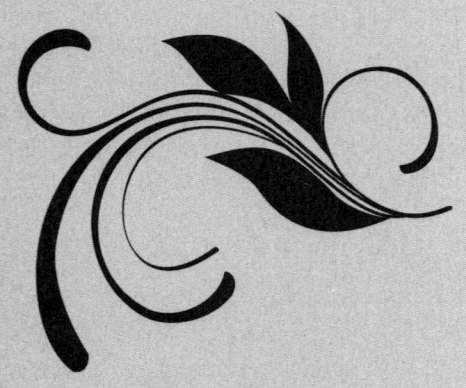

nach dem Erscheinen meines *Schönheitsbuchs* habe ich nicht nur viel positives Feedback erhalten, sondern es wurden mir bei meinen Seminaren und Vorträgen auch immer wieder Fragen dazu gestellt. Die Häufigsten von ihnen will ich nun gern auch schriftlich beantworten, da sie offenbar von allgemeinem Interesse sind. Ich gehe hier und da aber auch auf sehr persönliche Erfahrungen ein, und die Antwort hat dann vielleicht nur für die betreffende Person Bedeutung. Solche Fragen habe ich hier aus ganz bestimmtem Grund aufgenommen: Ich will dich ermutigen, deine eigenen Erfahrungen ernst zu nehmen – ganz gleich, welche es sind. Und deine Fragen dazu auch! Es gibt wirklich keine »dummen« Fragen – selbst wenn man nicht immer die Antwort erhält, die man vielleicht erwartet hat. Und jedes Mal kommt man damit doch ein Schrittchen weiter. Ich kann meine Leserinnen und Leser nur immer wieder ermuntern, weiter fleißig ihre Fragen zu stellen!

Lumira, wie siehst du selbst aus?
Wie weit helfen dir die Übungen zur Verjüngung?

>>> Es geht mir wie jedem anderen auch, es gibt Tage, an denen ich blendend aussehe, und auch Tage, an denen ich müde wirke. Das kommt daher, dass ich an diesen Tagen zu viel auf mich nehme und wenig Zeit zum Ausruhen habe. Aber im Großen und Ganzen bin ich mit mir sehr zufrieden. Wenn ich mir wirklich Zeit für mich nehme, sieht man es mir gleich im Gesicht an. Im Allgemeinen schätzen mich die Menschen viel jünger, als ich tatsächlich bin.

Was sind deine Lieblingsübungen?

1. Ich mache täglich morgens und abends eine kurze Gesichtsmassage.

2. Jede halbe Stunde am Tag, und ganz besonders, wenn ich in einem Gespräch bin, richte ich einen Teil meiner Aufmerksamkeit auf meine Körperhaltung und mein Gesicht. Ich spüre meine Stirn, spüre meine Haltung – gerader Kopf, offene Schultern – und ich spüre meine Füße.

3. Das ist meine heilige Übung. Um mich daran zu erinnern, trage ich das Aquaband. Das ist ein kleines Gerät, das jede halbe Stunde vibriert und mich »weckt«.

4. Ich mache zwischendurch so oft wie möglich Beckenbodenstärkung. Dafür spanne ich meine Beckenbodenmuskeln an und ziehe den Anus sozusagen zum Nabel, halte einige Momente, dann lasse ich los. Das wiederhole ich mehrere Male.

5. Gleich nach dem Aufwachen mache ich eine Bauchmassage.

Wird es weitere Empfehlungen und Rezepte von deiner Mutter geben? Die sieht für ihr Alter wirklich toll aus und wirkt so lebendig.

⫸ Das beste Rezept, das meine Mutter geben kann, ist, sich immer innerlich jung zu fühlen und immer etwas Neues zu erlernen und zu tun.

Mit 76 Jahren hat sie angefangen, sich Computerkenntnise anzueignen. Jetzt unterhält sie sich wöchentlich über Skype mit ihrer Freundin in Russland und schaut Videos auf YouTube.

Letztes Jahr ist sie auf dem bayerischen Jakobsweg gepilgert und möchte demnächst ein weiteres Stück gehen. Sie liebt Bewegung und hält sich gerne an der frischen Luft auf. Normalerweise geht sie täglich bis zu sieben Kilometer spazieren. Sie geht auch jede Woche zum Singen und zum Tanzen. Sie schwört auf die Bauchselbstmassage und auf die Klatschmassage, die sie beide täglich durchführt.

Wie und wo zeigen sich Emotionsfalten? Wie bzw. woran erkenne ich das dahinterliegende Problem?

》》》 Da sind zum Beispiel die Sorgenfalten zwischen den Augenbrauen oder die tiefen Falten um den Mund. Letzteres kann auch darauf hindeuten, dass man sich zu sehr in manche Dinge verbeißt. Wenn du andere Menschen oder dich selbst beim Reden beobachtest, erkennst du leicht das Zusammenspiel zwischen dem Gesprächsinhalt und der Mimik und verstehst, wie Emotionen unser Gesicht und unseren Gesichtsausdruck ungünstig prägen können.

Welches Massageöl ist das beste? Oder ist das für jeden Hauttyp anders? Wie erkenne ich, welches »mein« Massageöl ist?

>>> Das beste Öl für dich ist ein Öl, das dir gefällt, das für dich angenehm riecht und sich gut auf der Haut anfühlt. Du musst es mögen! Je nach Jahreszeit und Stimmung kann sich die Vorliebe für ein Öl ändern. Es ist also immer ganz individuell. Für die Haut ist es auch gut, wenn man mit den Ölen abwechselt. Jedes Öl enthält andere Wirkstoffe und nährt und pflegt die Haut auf eigene Art. Ich habe meistens mehrere Öle zur Auswahl zu Hause. Man kann die Öle auch miteinander mischen und ein paar Tropfen eines ätherischen Öls (auch mehrerer) dazugeben, um eine bestimmte Wirkung zu erzielen oder sie zu verstärken.

Wenn ich bei der Massage des Gesichts an einem dieser Schönheitspunkte einen leichten Schmerz empfinde, was bedeutet das? Was mache ich dann? Kann ich dann weitermassieren? Oder soll ich besser aufhören?

>>> Es bedeutet, dass hier eine Blockade besteht. Daher kann man etwas länger auf dem Punkt bleiben, ihn etwas anvibrieren und ausstreichen, bis der Schmerz verschwindet oder deutlich geringer wird.

Manchmal habe ich das Gefühl, die Gesichtsmassage unbedingt sofort zu brauchen. Was mache ich, wenn ich dann gerade nicht für mich da sein kann?

>>> Dann entspanne dich bewusst, spüre deine Füße, atme dich in deine Mitte und streiche dein Gesicht ein paar Mal aus.

Lumira, du schreibst, dass du nichts von stundenlangem Üben hältst. Wenn man aber einmal alles so zusammenzählt, was du im Lauf eines Tages übst, kommt man auf eine ziemlich lange Zeit. Das kann ich mir leider nicht leisten. Ich möchte trotzdem etwas für mich tun. Wie setze ich meine Prioritäten? Wie wähle ich das richtige Übungsangebot für mich aus?

Wo liegt die Grenze zu »allzu langem Üben«? Wie finde ich das für mich richtige Maß? Gibt der Körper mir ein Signal?

>>> Wenn üben in Stress übergeht, dann nützt es auch nicht viel. Um ein gutes Ergebnis zu erhalten, sollte man alles mit Lust und Freude machen.

Jede Übung sollte immer mit einer Absicht beginnen, und während des Übens solltest du im Kontakt mit dir und mit deinem Körper bleiben. Achte darauf, Routine zu vermeiden, sonst bringst du dich selbst um die gute Wirkung deiner Bemühungen. Es gibt im Buch diese vielen verschiedenen Vorschläge für Anwendungen und Übungen, damit man auch einmal abwechseln kann. Durch Abwechslung bleibt die Freude am Tun erhalten, und man verfällt nicht so leicht in Routine. Behalte immer deine Absicht im Hinterkopf, dann fällt es dir leicht, genüsslich und mit Freude zwischen den täglichen Pflichten etwas nur für dich zu tun.

Ich sage mir immer: Ich tue es für mich, weil ich mich liebe. Weil ich mein Leben für mich und nicht für andere lebe. Es geht um meine persönliche Entwicklung. An erster Stelle stehe ich. Ich bin für mich da.

Ich spüre immer noch nichts, wenn ich mental übe. Macht es trotzdem Sinn, es weiter zu versuchen? Wie kann ich die Signale meines Körpers besser wahrnehmen?

≫ Da, wo die Aufmerksamkeit hingeht, dorthin fließt auch die Energie. Wenn du den Fokus auf einen bestimmten Körperteil lenkst, verbesserst du dort die Durchblutung. Wenn du aber mit dem Fühlen etwas Schwierigkeiten hast, dann konzentriere dich aufs Lauschen. Fokussiere dich auf einen Körperteil und lausche hinein.

Ich spüre manchmal eine Energie, die spontan durch bestimmte Körperteile fließt. Das ist ein sehr physisches Gefühl, komischerweise wie Kälte und Hitze zusammen. Es ist ganz anders als normales Frieren und Schwitzen. Es fühlt sich irgendwie elektrisch an. Hat das etwas mit »Feinstofflichkeit« und/oder den verschiedenen Ebenen des Körpersystems zu tun?

Ist es möglich, diese energetische Empfindung für die Gesundheit zu nutzen? Für meine Schönheit? Für die Harmonisierung der Emotionen?

>>> Unser Körpersystem verfügt über zahlreiche Mechanismen der Selbstheilung und Erneuerung und schaltet sie dann ein, wenn wir uns entspannen oder wenn es gerade sehr notwendig ist. Das, was du fühlst, kann man mit einer Systemreinigung vergleichen. Du kannst sie auch bewusst nutzen, indem du dich auf die Absicht konzentrierst: »Möge die Heilung geschehen. Jetzt!«

Die Übung »Atmung durch die Haut« spricht mich besonders an. Ich würde sie am liebsten mehrmals täglich machen. Kann ich das?

>>> Ja, so oft es dir guttut. Durch diese Übung gelangst du mehr in Kontakt mit dir selbst.

Ich habe seltsamerweise das Gefühl, dass es auch vom Wetter/von meiner Tagesform/von der Tageszeit abhängt, ob eine Übung sich besonders gut anfühlt. Ist das Einbildung?

⋙⋙⋙ Nichts ist Einbildung. Wenn du es so wahrnimmst, dann ist es deine Wahrheit.

Ich übe sehr gern vor dem Einschlafen (verschiedene Übungen), weil ich spüre, dass ich dann besonders empfänglich für das bin, was in meinem Inneren vor sich geht. Leider nicke ich dann aber schnell ein, weil ich mich total entspanne. Was kann ich tun?

⋙⋙⋙ Mir geht es auch oft so, dass ich einfach einschlafe und manchmal sogar ganz schnell, aber unser Unterbewusstsein setzt es dann im Schlaf fort. Die wichtigsten Übungen wiederhole ich am Tag.

Ich fühle mich unter der Tomatenmaske nicht so wohl, weil ich immer das Gefühl habe, es juckt. Ist das ein »Heiljucken«, oder sollte ich besser davon Abstand nehmen, Tomaten zu benutzen?

⋙⋙⋙ Aus dem Grund habe ich außer der Tomatenmaske noch weitere Rezepte für Masken beschrieben. Suche dir das heraus, was deiner Haut guttut.

Mich stört der Geruch von Leinsamenöl. Ist das eine natürliche Reaktion? Sollte ich darauf hören, dass mein Körper es irgendwie abzulehnen scheint? Oder bilde ich mir damit doch nur etwas ein?

>>> Wenn Leinsamenöl unangenehm riecht, dann ist es schon alt und ranzig und sollte nicht verwendet werden. Daher kaufe ich ausschließlich frisch gepresstes Öl in Rohkostqualität, das nicht älter als fünf Tage ist und vorher im Kühlschrank war. Nicht jeder Bioladen bietet solch ein Öl an. Da muss man halt im Internet suchen, wer das anbietet.

Unter der Heilerde spannt meine Haut immer etwas. Was kann ich dagegen tun? Oder einfach ignorieren?

>>> Nein, das ist gut so. Durch diese Spannung wirken wir nicht nur auf die Haut, sondern auch auf die Muskulatur ein. Es entsteht eine tiefere Durchblutung im Muskelgewebe. Um die Spannung etwas zu mildern, kannst du die Heilerde mit ein paar Teelöffeln Avocado mischen. Nach der Maske das Gesicht mit Sheabutter und einem Tropfen ätherischen Lavendelöls eincremen.

Meine Freundin ist Thailänderin. Sie hat sich über meine »Thai-Maske« schlappgelacht. Das macht bei denen niemand – sagt sie. Aber vielleicht haben die ja den Kontakt zu ihren eigenen Wurzeln verloren? Das kann mir doch egal sein, solange es nützt, oder?

>>> Ja, das verstehe ich. Jeder Russe lacht auch über den russischen Zupfkuchen, den es in Russland nie gegeben hat. Betrachten wir es einfach als den Namen dieser Maske und genießen die wunderbare Wirkung.

Wenn ich Erdbeeren esse, habe ich eine allergische Reaktion. Deshalb habe ich bisher nicht gewagt, die Erdbeer-Hautkur zu machen. Soll ich oder soll ich nicht?

>>> Bei einer Allergie auf Erdbeeren würde ich keine Erdbeermaske empfehlen. Ich muss dazu sagen, dass ich selbst auch auf Erdbeeren allergisch reagiere, wenn sie nicht zu hundert Prozent aus Bioanbau stammen.

Ich habe um die Nasenflügel herum recht fettige Haut. Dort entstehen dann leicht Pickel. Mit dem Mehl als Hautreiniger habe ich meine Probleme, weil ich dort nicht reiben kann.

>>> Als Alternative kann man mit Öl reinigen. Irgendein Speiseöl auf die Haut auftragen, etwas einwirken lassen und mit einem Papiertuch abnehmen. Dadurch wird die Haut auch weniger fettig.

»Lieber wenig, dafür täglich«: Das ist ein super Ratschlag. Doch in dem Buch sind so viele tolle Sachen drin, dass ich gar nicht weiß, was auswählen und wo Prioritäten setzen.

>>> Frage dich, was deine Priorität ist. Ich arbeite immer mit meinem Terminkalender, und neben den geschäftlichen und anderen wichtigen Terminen plane ich Zeit für mich ein. Ich schreibe das fest ein und führe es deswegen fast immer durch.

Lumira, machst du selbst eine Übung für mehr Achtsamkeit? Kann du mir eine vorschlagen?

>>> Ja, meine heilige Achtsamkeitsübung heißt: Spüre deine Socken. Diese führe ich täglich und möglichst ständig durch. Einen Teil der Aufmerksamkeit bei den Socken zu behalten hilft, geerdet zu sein, in sich zu sein, wach zu sein, sich selbst zu fühlen.

Ich fühle mich leicht überfordert, wenn ich gleichzeitig für andere und für mich sorgen will. Zum Beispiel Mittagessen kochen und mein Peeling vorbereiten, wie Lumira vorschlägt. Ich frage mich dann: Will ich das eigentlich, dieses Multitasking? Mache ich damit nicht schon wieder zu viel außen, statt mich aufs Innere zu fokussieren?

>>> Wenn etwas mit Druck verbunden ist, macht es keinen Sinn. Dann ist es besser, du nimmst dir etwas Zeit für dich. Bei mir geschieht es immer automatisch, dass ich, wenn ich zum Beispiel eine Gurke für Salat aufschneide, gleich eine Scheibe nehme und mein

Gesicht damit einreibe. Koche ich für meine Kinder Kartoffel- oder Kichererbsenbrei, gebe ich einen Esslöffel davon in ein Schälchen, um mir später daraus eine Gesichtspackung zu machen. Mache ich mir morgens ein Smoothie, schöpfe ich einen Löffel davon ab, gebe etwas Hafermehl dazu und vielleicht zwei Tropfen ätherisches Weihrauchöl für eine Gesichts- und Handmaske.

Mit der mentalen Gymnastik hatte ich anfangs prima Ergebnisse. Aber irgendwann ging es einfach nicht mehr weiter damit. Ich habe dann trotzdem weitergemacht, aber gemerkt, dass irgendetwas in mir fest und hart wurde. Da habe ich dann doch lieber aufgehört. Das macht mich traurig, und ich weiß jetzt nicht wie weiter.

≫≫ Das liegt daran, dass die mentale Gymnastik völlige Konzentration nach innen verlangt. Rutschen wir in die Routine, ist die Fokussierung weg. Passiert das, sollte man die Übungen abwandeln, damit es wieder Spaß macht. Ohne Gefühl auch keine Wirkung, so einfach ist das!

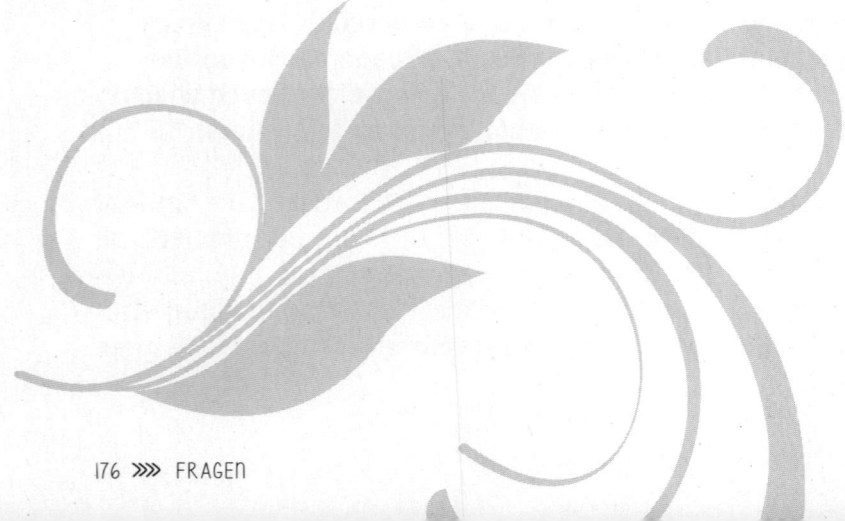

Die Übung mit dem Zähneputzen gefällt mir sehr, weil es so eine dieser kleinen Sachen ist, an denen man üben kann, im Alltag bewusster zu werden. Nur: Ich kann das nicht so gut mit Sole und den anderen dazu empfohlenen Zutaten. Diesen Geschmack finde ich einfach furchtbar, und das zieht all meine Aufmerksamkeit auf sich. Das kann doch dann nicht »Achtsamkeit« sein, denke ich mir, oder? Also mache ich das Ganze nur mit klarem Wasser und putze mir danach die Zähne mit gekaufter Biozahnpasta. Und was passiert dann? Ich kriege trotzdem ein schlechtes Gewissen ... Was ist los mit mir?

>>> Erlaube dir immer, Spaß und Freude zu haben. Dafür sind wir geboren. Mache nur das, was dir guttut. Denn alles andere hat sowieso keinen Sinn oder bewirkt sogar das Gegenteil.

Leider habe ich nicht das Geld, um bio und fair einzukaufen. Ich lebe von Sozialhilfe und muss aufs Billigste zurückgreifen, weil ich auch noch ein Kind habe und alleinerziehend bin. Einen Garten habe ich auch nicht. Nicht mal einen Balkon. Lumiras Schönheitsbuch habe ich geschenkt bekommen. Ich mache mit Leidenschaft alles mit, was wenig oder am besten gar kein Geld kostet. Aber ich habe das Gefühl, das ist nicht genug. Es wäre schön, wenn Lumira mal etwas schreibt, speziell für Menschen wie mich und meine Tochter.

>>> Ich finde, dass jeder Mensch Biolebensmittel verdient hat und ganz besonders unsere Kinder. Es dürfte in unserer Welt nichts anderes als bio geben. Chemisch behandelte Lebensmittel sind giftig, sie belasten uns, unsere Umwelt und den ganzen Planeten. Beim Düngen

mit Chemie werden die Enzyme zerstört. Lebensmittel ohne aktive Enzyme verursachen Schlacken im Körper, was zu allen möglichen Krankheiten führt. Man kann dann gleich Plastik essen.

Ich kaufe gerne beim Bauermarkt. Ich habe einen Bauern in meiner Nähe, der beispielsweise Bio-Äpfel zweiter Wahl anbietet. Die Äpfel sind von unterschiedlicher Größe und daher auch sehr günstig. Für mich schmecken sie aber am besten. Wenn man sich als Ziel setzt, nur bio zu essen, dann öffnet sich der Horizont, und man findet mit der Zeit auch eine Lösung.

Ich habe etwas von Lumira gelesen, wo sie sich sehr gegen Kaffee ausspricht. Mit der »Kaffee-Pause« aus dem Schönheitsbuch habe ich aber sehr gute Erfahrungen gemacht. Und gerade das Rubbeln mit diesen kleinen, festen Körnchen tut meiner Haut gut.

>>> Ja, zum Trinken empfehle ich Kaffee nicht, ich rate sogar davon ab. Aber äußerlich angewendet, ist er wirklich gut. Ich empfehle immer den Menschen, wenn sie sich das Kaffeetrinken abgewöhnen, die restlichen Kaffeevorräte zu Hause nicht wegzuwerfen, sondern zu Peelings und zu Haarspülungen zu verwenden.

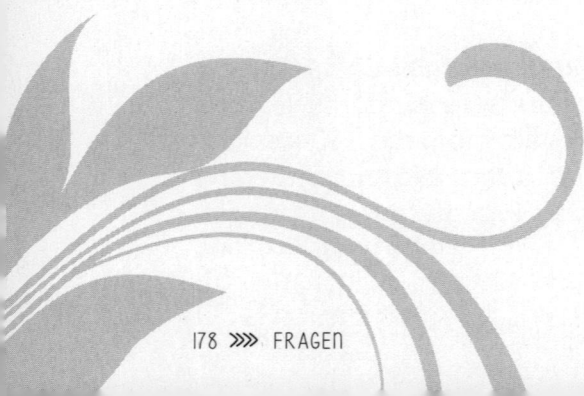

Mein Freund hat sich irgendwie damit abgefunden, dass ich auf Lumiras Ratschläge viel gebe und mein Leben, so gut es geht, darauf abstelle. Aber wir sind in eine richtige Beziehungskrise geraten, als ich mich weigern wollte, weiter den Strandurlaub mitzumachen, den wir uns bisher fast jedes Jahr gegönnt haben. Er liegt eben den ganzen Tag gern in der Sonne. Und ich möchte das schlicht und ergreifend nicht mehr. Hat Lumira einen Tipp, wie ich damit umgehen soll? Also weder mich selbst zu verlieren noch meinen Freund. Auf eins von beiden könnte es hinauslaufen, wenn es so weitergeht.

>>> Wenn zwei Menschen sich wirklich lieben, dann sind sie auch in der Lage, einen Kompromiss zu finden. Man könnte doch den Urlaub in zwei Hälften aufteilen, einen Teil am Strand verbringen und den anderen Teil damit, die Gegend zu erkunden, Städte anzuschauen und anderes Interessantes. Darüber sollte man aber bereits zu Hause sprechen und gemeinsam eine Lösung suchen. Es ist wichtig, dem Partner seine Wünsche mitzuteilen und nicht nur im Stillen zu hoffen, dass er von selbst draufkommt. Vielleicht kann er doch noch nicht Gedanken lesen.

Ich bin der tiefen Überzeugung, dass du, Lumira, recht hast, wenn du sagst: »Unser Geist steht über der Materie.« Doch habe ich leider immer wieder erfahren müssen, dass »unser Geist« und »mein Geist« nicht dasselbe zu sein scheinen. Spätestens beim Thema Brustveränderung musste ich mir eingestehen, dass ich mit geistigen Übungen nicht weit komme. Und jemanden wie Mieko Yoshimaru finde ich bewundernswert, sie macht mir aber auch ein bisschen Angst, wenn ich ganz, ganz ehrlich bin. Ich trage jetzt wieder BH und fühl mich wohler dabei. Was sagt Lumira dazu?

>>> Man sollte nicht fanatisch werden. Ich finde immer, man muss etwas gern machen. Es darf sich nicht wie eine Arbeit anfühlen. Nur mit Lust und Freude erzielen wir die wunderbaren Ergebnisse. Mieko Yoshimaru hat offensichtlich Freude an ihrem Tun und manifestiert daher auch erstaunliche Ergebnisse. Wenn du dir gefällst und dich an dir freust, ohne dich vorher verändern zu müssen, ist das doch ebenfalls ein hervorragendes Ergebnis.

Mit dem Maßband zu arbeiten, hat mich eher frustriert. Und Vorher-nachher-Fotos haben mir nur mein Scheitern vor Augen geführt. Oder was ich als Scheitern ansehe. Lumira hat ja recht, wenn sie sagt, es geht eigentlich um innere Schönheit. Ich muss mich also wohl von dem Gedanken verabschieden, mich auch äußerlich groß zu verändern. Gibt es dafür einen Rat von ihr?

>>> Als Erstes und Hauptsächlichstes gilt: Liebe dich so, wie du bist. Nimm dich an. Du bist wunderbar jetzt und gleich, so wie du bist. Strahle von innen, dann kann sich auch leichter etwas im Außen verändern.

Sehr gut getan hat mir die Meditation »Für gleich große und schöne Brüste«. Darin besonders die Affirmation »Ich liebe dich. Du bist das Schönste, was mir je geschehen ist!« Sowohl für die noch vorhandene wie für die nicht mehr vorhandene Brust.

>>> Ja, damit sprechen wir unsere inneren Kinder und unsere Seele an. Die Liebe ist das, was uns wirklich heilen kann.

Muss ich wirklich Kaffee, Tee, Alkohol, Fleisch, Fisch, Milchprodukte und viele andere gewohnte Nahrungsmittel für immer und in jeder Dosierung streichen? Nutzt es nicht auch, schon ein paar Schritte in die richtige Richtung zu machen?

>>> Es nützt uns auch, wenn wir schon ein bisschen davon umsetzen und dann mit der Zeit immer mehr und mehr. Wichtig ist, dass man sich entwickelt. Entwicklung bedeutet Regeneration und Jugendlichkeit. Routine wirkt auf längere Sicht degenerativ, neue Dinge im Leben umzusetzen wirkt dagegen regenerativ, also verjüngend.

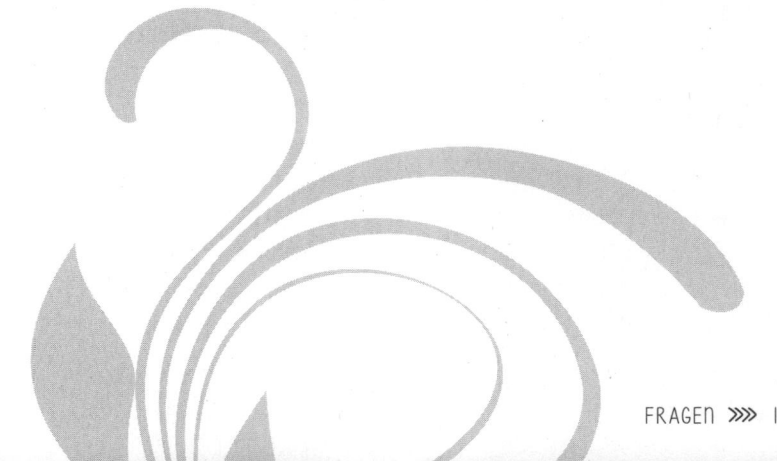

Worauf achtest du bei Auswahl, Einkauf und Verarbeitung von Zutaten für Küche und Kosmetik besonders?

>>> Ich lasse mich inspirieren und kaufe mit Lust und Freude ein. Habe ich auf etwas keine Lust, kaufe ich es auch nicht. Ich achte darauf, dass die Produkte aus biologischem Anbau stammen und fair gehandelt sind und möglichst nicht aus Ländern kommen, wo das nicht gewährleistet ist.

Wie gehst du mit unerwarteten Stolpersteinen um, die beim Üben sowie beim Zubereiten und Anwenden von Rezepturen doch immer wieder auftauchen?

>>> Mit Humor und Gelassenheit. Ich sage mir immer: Alles ist Erfahrung, durch jeden Stolperstein werde ich erfolgreicher und weiser. Alles ist gut, ich gehe einfach weiter. Jeder Stolperstein ist Baumaterial für meinen zukünftigen Palast!

Wie motivierst du dich selbst immer wieder und bringst es fertig, all eine Aktivitäten unter einen Hut zu bringen und dabei auch noch so frisch und entspannt auszusehen?

>>> Ich stelle immer im Voraus einen Tagesplan auf und plane sogar meinen ganzen Monat im Voraus. In meinem Terminkalender stehen allerdings nicht nur die Termine für meine Haushaltstätigkeiten und meine beruflichen und privaten Verpflichtungen, sondern auch zum Ausruhen und für meine Kreativität.

Wie kann jemand, der nicht die Kraft hat, es genauso perfekt zu machen wie du, trotzdem das Gefühl haben, voranzukommen und sich etwas wirklich Gutes zu tun?

>>> Ich bin längst nicht perfekt und möchte es auch nicht sein. Für mich ist es wichtig, Spaß und Freude an den Dingen zu haben, die ich tue. Und mit Spaß und Freude gelingt alles leichter und besser, und man kommt auch tatsächlich voran.

Ich leide regelmäßig unter heftigem Beinjucken vor dem Schlafen. Was kann ich tun?

>>> Es könnte sich eventuell um eine allergische Reaktion handeln. Kontrolliere darum deine Ernährung. Schreibe eine Woche lang jeden Tag genau alles auf, was du gegessen hast. Das hilft dir, die Ursache genauer zu erforschen und zu erkennen, wann es besser wird und wann schlechter. Womöglich stellst du fest, dass sich bei manchen Lebensmitteln die Symptome verstärken. Ergänzend kannst du deine Beine mit Magnesiumöl massieren. Reibe morgens die Beine mit verdünntem Apfelessig, ein Teil Wasser, ein Teil Apfelessig, ein.

Ich habe raue und trockene Haut. Nichts scheint mehr zu helfen. Meine Nagelbetten reißen auf, und die Haut pellt sich dort.

》》》 Das könnte ein Zeichen für eine Leber- und Gallenblasen-Schwäche sowie für Verdauungsprobleme sein. Hier scheint eine Ernährungsumstellung angesagt: Iss warme, sämige, vegane Gemüsesuppen mit etwas Kokosöl und grüne Salate mit vielen frischen Kräutern. Trinke genügend Wasser. Teemischungen, die die Funktion von Leber und Galle unterstützen, sind ebenfalls hilfreich. Wichtig: Nimm auch probiotische Bakterien in Kapselform und Mikronährstoffe ein. Ich empfehle dir auch sehr, regelmäßig die Bauchmassage durchzuführen und dir öfter ein reinigendes Natron- und Salzbad zu gönnen. Verwende zum Eincremen für deine raue Haut Sheabutter mit etwas ätherischem Weihrauchöl.

Nach einer Enthaarung ist meine Haut sehr irritiert. Wie kann ich das vermeiden oder dem entgegenwirken?

》》》 Aloe Vera ist ein wunderbares Mittel, um die Haut zu beruhigen und zu klären. Man kann dazu ein frisches Blatt verwenden oder auch hochwertige Gels aus der Tube benutzen.

Wie kann man Pickel abdecken, ohne zu schädlichen Substanzen zu greifen?

>>> Es gibt einen Puder aus Tonerde, der keine Chemie enthält. Dieser Puder besitzt zusätzlich pflegende Eigenschaften.

Ich komme bei Stress sehr schnell ins Schwitzen. Kann ich das ändern?

>>> Ja, den Körper entgiften, zum Beispiel durch die Anti-Parasiten-Kur. Auch Salbeitee wirkt unterstützend.

Wie bekomme ich wohlriechende Füße?

>>> Regelmäßig Fußbäder mit Natron und Salz machen: drei Esslöffel Natron und sechs Esslöffel Steinsalz. Danach die Füße mit Kokosöl mit drei Tropfen ätherischem Zedernnussöl massieren.

Kann man etwas gegen Tränensäcke machen?

>>> Das Abendessen nicht später als 17 bis 18 Uhr zu sich nehmen. Alkohol und Kaffee generell weglassen. Viel reines Wasser über den Tag verteilt trinken. Auch öfter eine Tasse nierenunterstützenden Tee trinken. Regelmäßig die Bauchmassage durchführen. Rohe Kartoffeln in dünne Scheiben schneiden und auf die Augen legen.

Im Gesicht habe ich »gemischte Haut«. Die Stirn ist fettig und die Wangen sind trocken. Was tun?

≫ Nach vedrussischer Heilweise ist die Stirn die Projektionszone für den Darm. Fettige Haut kann also darauf hindeuten, dass sich dein Darm nicht gerade in einem optimalen Zustand befindet. Reizdarm, Blähungen, Verstopfungen, Parasiten sind die Folge. Eine reinigende Diät sowie eine regelmäßige Bauchmassage können hier Abhilfe schaffen. Zusätzlich kannst du deine Stirn mehrmals am Tag mit einer frischen Gurkenscheibe einreiben.

Die Wangen bilden die Projektionszone für die Lunge. Trockene Haut auf den Wangen könnte eine Lungenschwäche anzeigen. Die Lungen kannst du mit speziellen Teemischungen aus der Apotheke unterstützen sowie durch häufigen Aufenthalt an der frischen Luft, Atemübungen und Meditation. Zur äußerlichen Anwendung für die trockene Haut eignen sich Gesichtsmasken mit Banane, Kokosmilch und Aloe-Vera-Öl.

**Ich würde gern meine Haare weiblich lang tragen.
Doch wenn sie eine bestimmte Länge erreichen,
bekomme ich Spliss.**

≫ Mache dir regelmäßig Haarpackungen mit Öl. Kokos-, Mandel-, Amla-, Neem- oder Brachmaöl eignen sich besonders gut. Das Öl in die Haarspitzen verteilen, bis zu drei Stunden oder über Nacht einwirken lassen, dann mit Shampoo auswaschen.

Ich habe keine Probleme damit, mich für eine gewisse Zeit gesund zu ernähren, und komme meinem Idealgewicht auch ziemlich schnell nahe. Doch plötzlich überfällt mich eine Hungerattacke, der ich nicht widerstehen kann. Und schon ist es aus mit meinem Diätfahrplan – ich komme danach nur ganz schlecht wieder aufs gesunde Maß zurück. Irgendwie scheint es doch, als ob mein Körper dann etwas nachzuholen hätte. Oder weigert er sich nur, sich umzustellen?

》》》 Es könnte sich auch um ein Parasiten-Thema handeln. Das bedeutet dann: Nicht du hast die Hungerattacke, sondern die Würmer in deinem Körper. Ich empfehle dir, die dreimonatige Reinigungsdiät konsequent durchzuführen, viel Wasser zu trinken, und danach wirst du sehen, wie gut es dir geht – ohne Hungerattacken.

Wie stehst du zum Thema »Männer und Schönheit«?

》》》 Ich finde, auch Männer sollten sich damit beschäftigen. Das tut ihnen gut, hebt ihre Stimmung und trägt zu guter Laune bei.

Wie schaffe ich es, dass mein Mann mehr auf sein Äußeres achtet?

》》》 Versuche, weniger Kritik an deinem Mann zu üben und ihm stattdessen mehr Komplimente zu machen. Dann hat er auch mehr Lust, dir zu gefallen. Wenn du dir zum Beispiel eine Maske machst und eine Ölpackung für die Haare, dann mache sie gleich für deinen

Mann mit. Männer lieben es, wenn ihre Frau sich um sie kümmert, und nehmen es dankbar an.

Wie vermittle ich meinem Sohn, dass es bei männlicher Schönheit nicht nur auf Muskeln und eine vorgeschobene Kinnlade ankommt?

>>> Ich finde, es ist wichtig, mit seinen eigenen Kindern wie mit Erwachsenen zu reden. Das bedeutet, sie nicht zu kritisieren, sondern aufzuklären. Ihnen auch zu sagen, dass man sie so liebt, wie sie sind.

Wie gehe ich damit um, dass mein Körper altert?

>>> Dich immer lieben und dir täglich zu sagen, dass du dich liebst. Sage dir täglich: »Auch wenn ich älter geworden bin, liebe ich mich und achte ich mich – genauso wie ich bin.«

Wie kann ich mich schön finden, auch mit Falten?

>>> Sich im Körper gegenwärtig fühlen. Sich in sein Herz einatmen und die Liebe dort fühlen und diese Liebe in sich vergrößern. Die Liebe zum Gesicht senden und jede Zelle in dieser Liebe baden. Und dann, wenn du dich wieder im Spiegel ansiehst, wirst du dich schöner finden, und auch die Mitmenschen sehen deine Schönheit.

Wie überwinde ich meine Enttäuschung, dass mir die Männer nicht mehr so nachschauen wie früher?

≫≫ Die Männer schauen dir nicht mehr nach, nicht, weil du nicht mehr attraktiv bist, sondern weil du dich weniger attraktiv fühlst. Die Veränderungen beginnen immer im Kopf.

Schau dir selbst nach. Lächle dich an, wenn du dein Gesicht im Spiegel erblickst. Mache dir selbst die Komplimente, die dir fehlen. Beginne dich zu lieben, und es verändert sich auch im Außen.

Ich habe auch mit siebzig noch ein starkes sexuelles Bedürfnis. Und es macht mir immer weniger aus, das auch zu zeigen. Ich schäme mich dessen nicht einmal! Ich würde mich gern sexy anziehen, aber wirkt das nicht lächerlich?

≫≫ Ich würde eher damenhafte Kleidung empfehlen, chic und mit Geschmack. Das ist nicht nur sexy, sondern auch energievoll und wird bewundert werden. Und: Dass du mit siebzig Jahren noch Lust auf Sex hast, ist wunderbar! Lust hält uns lange jung.

SCHLUSSWORT

Ich hoffe, dieses Buch hat dich inspiriert und du bist nun wieder voller Tatkraft und Motivation für deinen schöpferischen Prozess.

Erinnere dich immer daran, dass du ein ewiges göttliches Wesen und in der Lage bist, dich täglich aufs Neue zu erschaffen. Nimm deinen Körper und dein Leben in deine Hände. Umarme dich in Liebe, Wertschätzung und Dankbarkeit. Sage dir: »Was auch immer draußen passiert, ich bleibe immer in meiner Mitte. Auch wenn alle Menschen um mich herum altern und krank werden, ich entscheide mich täglich für Gesundheit, Vitalität und Schönheit. Ich bin der Schöpfer meiner Welt, ich liebe mich und liebe mein Leben.«

Ich wünsche dir viel Erfolg, Freude und Verbundenheit.

>> Besuche mich auf meiner Webseite
und meinem YouTube-Kanal:

www.lumira.de

https://www.youtube.com/user/LumiraRa

⟫⟩ NATUR PUR STATT CHEMIE – EIN GESUNDES BEAUTY-KONZEPT FÜR JEDEN TYP

S elbst gemachte Kosmetik aus natürlichen Zutaten aus dem eigenen Garten und erprobte mentale Methoden sind das Geheimnis von Lumiras jugendlicher Schönheit und Vitalität. Erfahren Sie in Wort und Bild, wie Sie selbst Ihre Körper- und Schönheitspflege mit traditionellen russischen Rezepturen auf eine gesunde und umweltbewusste Basis stellen können.

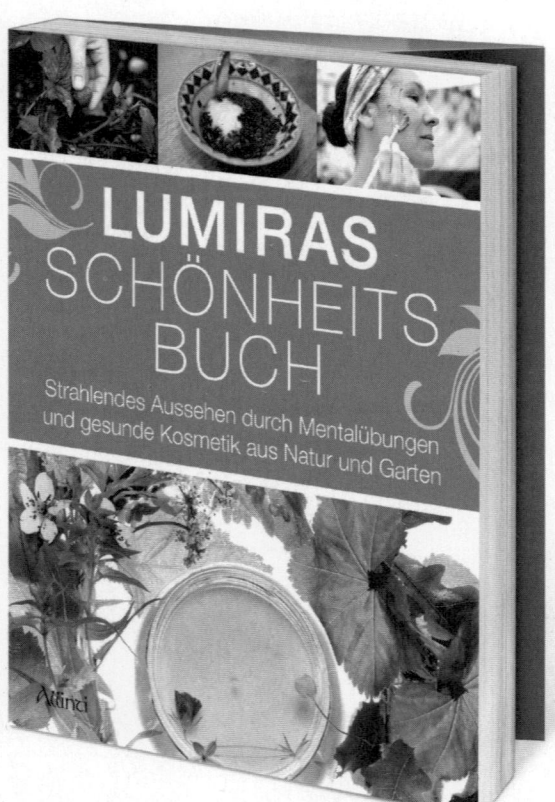

LUMIRAS SCHÖNHEITSBUCH

Strahlendes Aussehen durch
Mentalübungen und gesunde
Kosmetik aus Natur und Garten

Klappenbroschur
208 Seiten
durchgehend vierfarbig illustriert

ISBN 978-3-905836-17-2

22,00 € (D) / 22,70 € (A)

Allinti Verlag